Magnesium

Neue Erkenntnisse & Anwendung im Alltag

Magnesium – Neue Erkenntnisse & Anwendung im Alltag – Gesund & Fit Verlag, Erste Auflage November 2009

(Bild, Einband: Karl Mordstein, 1998 – Ohne Titel)

Inhalt:

Wenn die Lebenskraft fehlt

Elixier im Einsatz

Was ist dran an Magnesium?

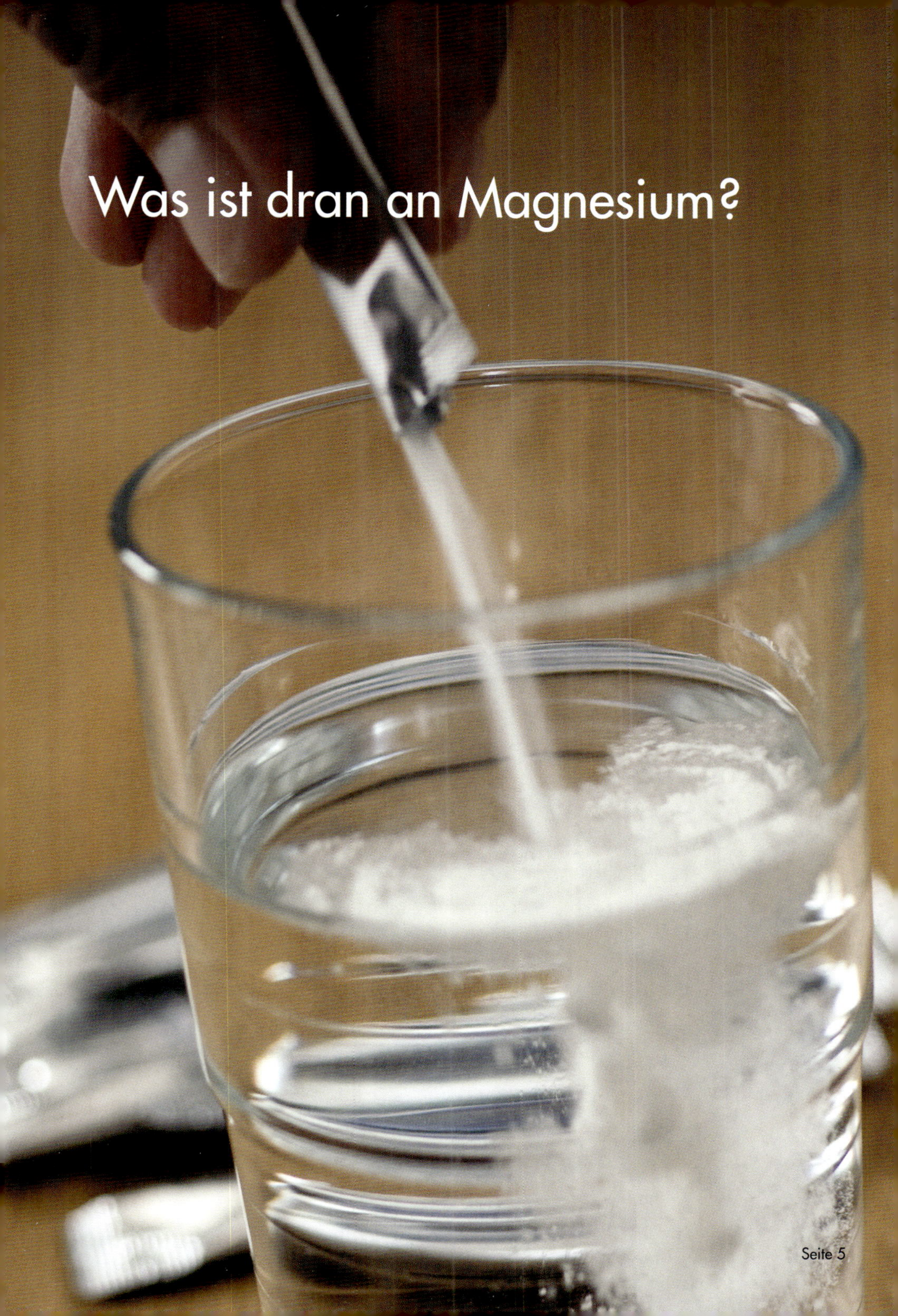

Was ist dran an Magnesium?

Keine Frage: Mit den wissenschaftliche Arbeiten und Büchern rund um das Thema Magnesium und Magnesiummangel lassen sich inzwischen ganze Bibliotheken füllen. Bei der Lektüre des einen oder anderen dieser Werke kann einem mitunter schon ganz anders werden. Was da über Magnesium zu lesen steht, ist im Grunde unvorstellbar. Dieses eine Mineral soll so derartig umfassende Wirkungen haben? Für so viele wichtige Reaktionen in unserem Körper zuständig sein? Und, bei so vielen Krankheiten helfen?

Das kann ja doch eigentlich alles gar nicht sein. Kann es – sage ich, wie mittlerweile viele andere. Doch wenn an Magnesium wirklich so viel dran ist, warum tut dann keiner was? Gute Frage.

Birgit Frohn und ich haben uns entschlossen, etwas zu tun: Ein Buch zu schreiben über dieses unglaubliche, wundersame Mineral. Ein Buch, in dem wir unseren Lesern all die guten Erfahrungen mit Magnesium und die erstaunlichen wissenschaftlichen Erkenntnisse darüber vorstellen wollen. Damit sie nachvollziehen können, welches enorme Potenzial dieser Mineralstoff für unser körperliches und psychisches Wohlbefinden birgt...

Lassen Sie mich zunächst von meinen ganz persönlichen Erfahrungen erzählen: Nämlich von meinem Magnesiummangel, der über mehr als dreißig Jahre mein Leben bestimmte. Oder treffender gesagt, belastete.

Als nichts mehr ging...

Es passierte auf einer Wanderung zur schönen Wieskirche in Oberbayern. Ich war gerade mal knappe Zwanzig. Auf den dreißig Kilometern durch die Voralpenidylle musste ich erfahren, wie schlecht es trotz meiner Jugend um mich bestellt war. Was damals mit mir geschah, empfinde ich noch heute als eine Katastrophe.

Von einem auf den anderen Moment überkam mich eine unvorstellbare Schwäche. Ich zitterte am ganzen Körper wie Espenlaub, dazu gesellten sich heftigste Kopfschmerzen. In meinem Schädel hämmerte und pochte es derart, dass ich dachte, er würde mir jetzt zerspringen. Das war aber noch längst nicht alles. Mir war außerdem sehr übel, konnte mich aber nicht übergeben. Eigentlich, so dachte ich, musst du etwas essen. Denn vielleicht war ich einfach nur unterzuckert. Doch an Essen oder auch an Trinken war nicht zu denken. Nichts ging mir durch die Kehle. Mein Zustand hielt schon eine ganze Weile so an und wurde immer schlimmer. Allmählich bekam ich es mit der Angst zu tun. Ich war angespannt und – na ja, ehrlich gesagt wie kurz vor dem Durchdrehen. Dann fingen meine Hände und Beine an, zu kribbeln. So sehr, dass ich sie nicht mehr spüren konnte. Es war nicht auszuhalten... Schließlich verständigte meine damalige Frau den Notarzt und ich kam mit Tatütata ins nächst gelegene Krankenhaus. Noch auf dem Weg dorthin bekam ich starre Lähmungen in beiden Armen und Beinen. Meine Angst steigerte sich nun endgültig zur Panik.

»Atmen Sie ganz ruhig...«

Für den Arzt, der mich nach meinem Eintreffen im Krankenhaus untersuchte, war alles klar: eine Hyperventilationstetanie. So was passiert. Ist aber harmlos. Da müssen sie ein paar Mal ruhig in eine Plastiktüte pusten und dann wird das wieder... Aha, meine Beschwerden soll ich also einfach so wegblasen. Klappte aber nicht. Denn viel geholfen hat mir die Pusterei nicht. Was etwas besser wurde – zugegeben – waren die Lähmungen und das schreckliche Kribbeln in den Händen und Beinen. Dennoch, ich wurde »kuriert« nach zwei Stunden aus dem Krankenhaus entlassen. Mein Zustand wurde in den folgenden Wochen nicht besser. Mal ging es besser, mal schlechter. Weg waren die Beschwerden, die mich auf der Wanderung zur Wieskirche von jetzt auf gleich überfallen hatten, jedoch nie. Jeden Tag hatte ich Angst, plötzlich wieder erneut so gelähmt und hilflos zu sein. Was meinem Selbstvertrauen nicht eben förderlich war. Schließlich war ich ein junger Hupfer, und dann so was. Irgendwie krank, und keiner wusste, woher und weshalb.

Vier Wochen nach der Wieskirchen-Katastrophe (wie ich das Ganze inzwischen nannte), geschah es wieder. Ich war im Auto unterwegs vom Allgäu nach Hause. Und da waren sie wieder – alle die Beschwerden von vor einem Monat. Totale Übererregung, Angst und Panik und wieder dieses Kribbeln in den Händen und Beinen. Es wurde so stark, dass mir meine Finger und Füße nicht mehr gehorchten. Ich konnte einfach nicht mehr weiter fahren. Mitten in der Nacht klingelte ich bei einem Bauernhof an der Tür und fragte, ob ich übernachten könne. Der Landwirt staunte erst mal nicht schlecht. Doch er erkannte schnell, dass es mir richtig schlecht ging. Die Bauersleute packten mich ins Gästebett und holten einen Arzt. Der verabreichte mir flugs zehn Milligramm Diazepam (das kennt man besser als Valium) per Injektion. Diese Dosis reicht aus, wie ich heute weiß, um einen Ochsen schlafen zu legen. Mich hat sie kein bisschen ruhiger gemacht. Ich lag die gesamte Nacht schlaflos wach und litt vor mich hin. Am nächsten Morgen ging es soweit, dass ich mit Mühe und sehr langsam endlich heimfahren konnte.

Die erste Begegnung

Eine Odyssee von Arzt zu Arzt, von Psychologe zu Psychologe begann. Ich wollte meine Beschwerden in den Griff bekommen und suchte jeden Rat, den ich bekommen konnte. Schließlich quälten mich nun auch noch täglich anfallsartige Herzschmerzen. Oft dachte ich, jetzt hört mein Lebensmotor einfach auf zu schlagen. Rund um die Uhr in Lebensangst...

Nach Monaten verschrieb mir ein sehr netter und bemühter Psychologe – wohl mehr aus Verlegenheit – eine Packung Magnesiumpulver. Ich weiß es noch wie heute: Als ich den Beipackzettel las, konnte ich es kaum fassen, dass da alle meine Beschwerden aufgeführt waren. Gegen alles das, was mein Leben so schwer machte, sollte nun dieses Mineralpulver helfen? Zu einfach, um wahr zu sein. Recht halbherzig und wenig überzeugt rührte ich mir täglich die Päckchen mit dem Pulver ins Getränk. Eine ganze Woche lang. Dann war Schluss. Ich brach dieses Experiment ab, schließlich half dieses Magnesium ja nichts. Wusste ich es doch...

Von wegen, ich wusste nichts. Nichts davon, dass es einfach einige Wochen dauern kann, bis die Wirkung von Magnesium spürbar wird. Der Mangel lässt sich nicht sofort ausgleichen. Doch auf all das kam ich erst Jahre später: Durch meine tägliche Praxis als Arzt. Meine Patienten haben mir viel gezeigt.

Aufbruch in ein neues Leben

In der Zwischenzeit bin ich ein völlig anderer Mensch geworden. Meine Ruhe ist unbeschreiblich – manchmal schon fast langweilig für meine Umwelt. Schließlich bringt mich nichts mehr so schnell aus der Ruhe... Ich genieße das. Freue mich, wieder aufregende Sachen machen zu können. Wie Achterbahn oder mit der Gondel auf die Zugspitze fahren. Früher eine enorme Bedrohung für mich und undenkbar. Ich wäre gestorben vor Aufregung und Angst. Was ist geschehen, wie habe ich mein Leben derart erneuern können? Im Grunde banal: Ich habe mich nach der ersten Enttäuschung zu einer erneuten Verabredung mit Magnesium aufgerafft. Und damit ging dann alles los...

Doch halt. Möglicherweise drängt sich Ihnen an dieser Stelle nun eine Frage auf, die mich ebenso beschäftigt hat. Nämlich die, ob ich ein – wohlmöglich etwas eigentümlicher – Einzelfall bin. Und falls nicht, ob es dann noch mehr Menschen gibt, die solche Probleme wie ich haben. Die Antwort darauf hat mehrere Facetten. Genauso wie der Magnesiummangel selbst. Dessen verschiedenen Anzeichen sind nämlich zunächst wenig eindeutig. Erst die Kombination mehrerer verdächtiger Symptome macht ihn dann offensichtlich.

Zurück zur Frage. Deren Antwort kenne ich heute: Ja, es gibt noch mehr Menschen mit den gleichen Problemen, wie ich sie hatte. Noch sehr viel mehr Menschen. Denn es gibt eine ganze Reihe von Krankheiten, bei denen Magnesiummangel eine ursächliche Rolle spielen kann. Als da wären Ängste und Phobien, Herzneurosen, Hyperventilationstetanie und Depressionen. Aber auch das metabolische Syndrom hat viel mit Magnesiummangel zu tun. Zu seiner Behandlung, das sei nur mal nebenbei bemerkt, werden allein in Deutschland jährlich zweistellige Milliardenbeträge ausgegeben. Klar, schließlich führt die gefürchtete »Wohlstandsseuche« in unterschiedlicher Ausprägung zu Zuckerkrankheit, Bluthochdruck und schließlich zu den gefürchteten Killern Herzinfarkt und Schlaganfall. Nur ein paar Beispiele dafür, was Magnesiummangel anrichten kann. Kaum zu glauben. Ich kann jeden bestens verstehen, der so denkt. Das ging mir auch mal so. Denn dass Magnesium alles »richten« kann, das ist doch einfach unseriös. Ist es auch und deshalb behauptet es auch niemand.

Kein Mittel für alles...

...aber für sehr vieles. Magnesium ist kein Allheilmittel. Doch es ist zweifelsohne einer der bedeutendsten Stoffe in unserem Körper. Wer davon zu wenig besitzt, hat an allen Ecken und Enden seine Probleme. Bei den Patienten in meiner Praxis ist das jeder Dritte. Meinen Schätzungen nach wird das in unserer gesamten Bevölkerung zwischen Rostock und Garmisch nicht wesentlich anders sein.

Wird dieses Defizit an Magnesium wieder aufgefüllt, das Soll also ausgeglichen, lassen sich zahlreiche Beschwerden in den Griff bekommen. In meiner Praxis erlebe ich jeden Tag, wie man Menschen mit Magnesiummangel wieder gesund bekommt. Geduld vorausgesetzt. Denn, und das ist sehr entscheidend, es gibt etwas zu beachten: Magnesium wirkt nicht von heute auf morgen.

Was daran liegt, dass unser Körper es leider nur schwer aufnehmen kann. Paradox, wo er dieses Mineral doch so dringend braucht. Aber es ist so: Magnesium ist, in Wasser gelöst, ein sehr großes Molekül und gelangt deshalb nicht so einfach durch die Zellwände.

Dieser missliche Umstand war bereits in den 50er Jahren des letzten Jahrhunderts bekannt. Unter anderem einem Wissenschaftler namens André Voisin, der Magensiummangel bei Kühen, die so genannte Weidetetanie, untersuchte. Um dieser besser auf die Schliche zu kommen, befasste er sich zunächst mit Pflanzen: Stellte sie in Dünger mit viel Kalium und zum Vergleich in Dünger mit viel Magnesium. Mit dem erstaunlichen Ergebnis, dass das Kalium bereits binnen zwei Stunden komplett durch die Zellwände in die Pflanzen geströmt war. Magnesium hingegen ließ sich damit Zeit. Und wie: Es wurde zwar nach und nach aufgenommen, doch bis zum Absterben der Pflanzen nicht völlig. Dahinter, so schlussfolgerte Voisin, muss ein Transportproblem durch die Zellwand stecken. Sehr richtig, und das macht nicht nur Pflanzen, sondern auch Säugetieren zu schaffen – damit auch uns Menschen. Geduld ist also angesagt; dazu später noch mehr.

Die Wissenschaft ist aufgewacht…

Meine persönlichen Erfahrungen und jene mit meinen Patienten sind das Eine. Doch gibt es auch zuverlässige Studien rund um die Folgen eines Mangels an Magnesium? Gibt es, eine Menge sogar. Auf eine davon bin ich mit großem Erstaunen und Freude im Frühjahr 2008 in einer deutschen Ärztezeitung gestoßen. Es drehte sich um eine Untersuchung an 26.556 Finnen – allesamt Raucher – über den beachtlichen Zeitraum von fast 14 Jahren hinweg. Das hörte sich aussagekräftig an…

Im Rahmen der Studie wurden zwei Gruppen gebildet. In der einen ernährten sich die teilnehmenden Raucher magnesiumreich. Die andere Gruppe nahm dagegen Nahrungsmittel mit wenig Magnesium zu sich. Die Folge war, dass es bei den Rauchern mit viel Magnesium auf dem täglichen Speiseplan zu 15 Prozent weniger Schlaganfällen kam, als bei der anderen Gruppe. Nur eines von vielen weiteren Ergebnissen, die meine langjährige Vermutung vollauf bestätigten: Magnesium spielt zur Verhütung von Schäden an den Blutgefäßen eine ganz bedeutende Rolle. Die treten bekanntlich nicht nur im Gehirn mit der fatalen Konsequenz eines Schlaganfalles auf. Gefäßschäden gibt es überall im Körper – im Gehirn, Herz, in den Nieren und und und…

Wo gerade die Rede vom Herzen war: Zwischen der Magnesiumversorgung und der Sterblichkeit an einem Herzinfarkt besteht ein enger direkter Zusammenhang. Anders ausgedrückt, je besser die Versorgung mit dem Mineralstoff ist, desto geringer ist das Risiko für einen tödlichen Herzinfarkt. Die geringste Sterblichkeit an Herzinfarkt findet sich in Japan. Nun ist das »Land der aufgehenden Sonne« jenes mit dem weltweit höchsten Gehalt an Magnesium in der Nahrung. Nach WHO-Studien nehmen die Japaner viermal mehr Magnesium zu sich, als die Finnen. Das spricht Bände. Nicht nur in meinen Ohren, sondern auch in jenen von wissenschaftlichen Kreisen.

Übrigens, die mediterrane Ernährung – inzwischen in aller Munde und Ihnen sicher auch ein Begriff – ist ebenfalls sehr reich an Magnesium. Wie wirksam diese Kost zahlreichen Krankheiten entgegen tritt, ist hinreichend bewiesen. Nicht umsonst ist die Mittelmeerküche so populär und wird von namhaften Gesundheitsorganisationen explizit zur Vorbeugung empfohlen. Ein erneuter Beleg dafür, wie wertvoll Magnesium ist. Weitere Exempel werden folgen, denn es gibt noch so viel zu entdecken mit Magnesium.

Wir täten gut daran, das, was wir heute bereits wissen, in die Tat umzusetzen. Ihnen genau das nahe zu bringen und Sie dabei zu unterstützen, ist unser Anliegen mit diesem Buch.

Das Multitalent

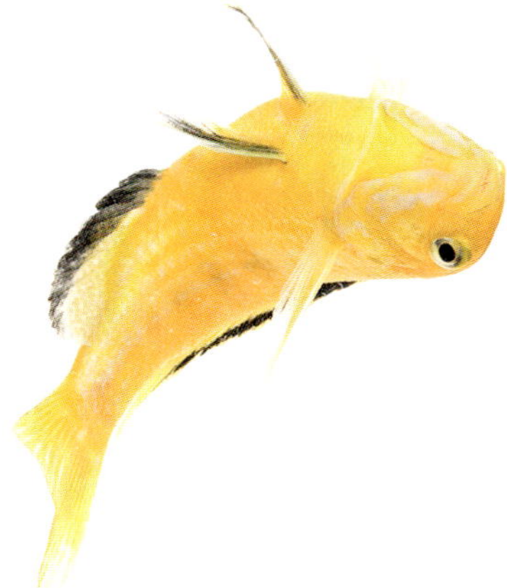

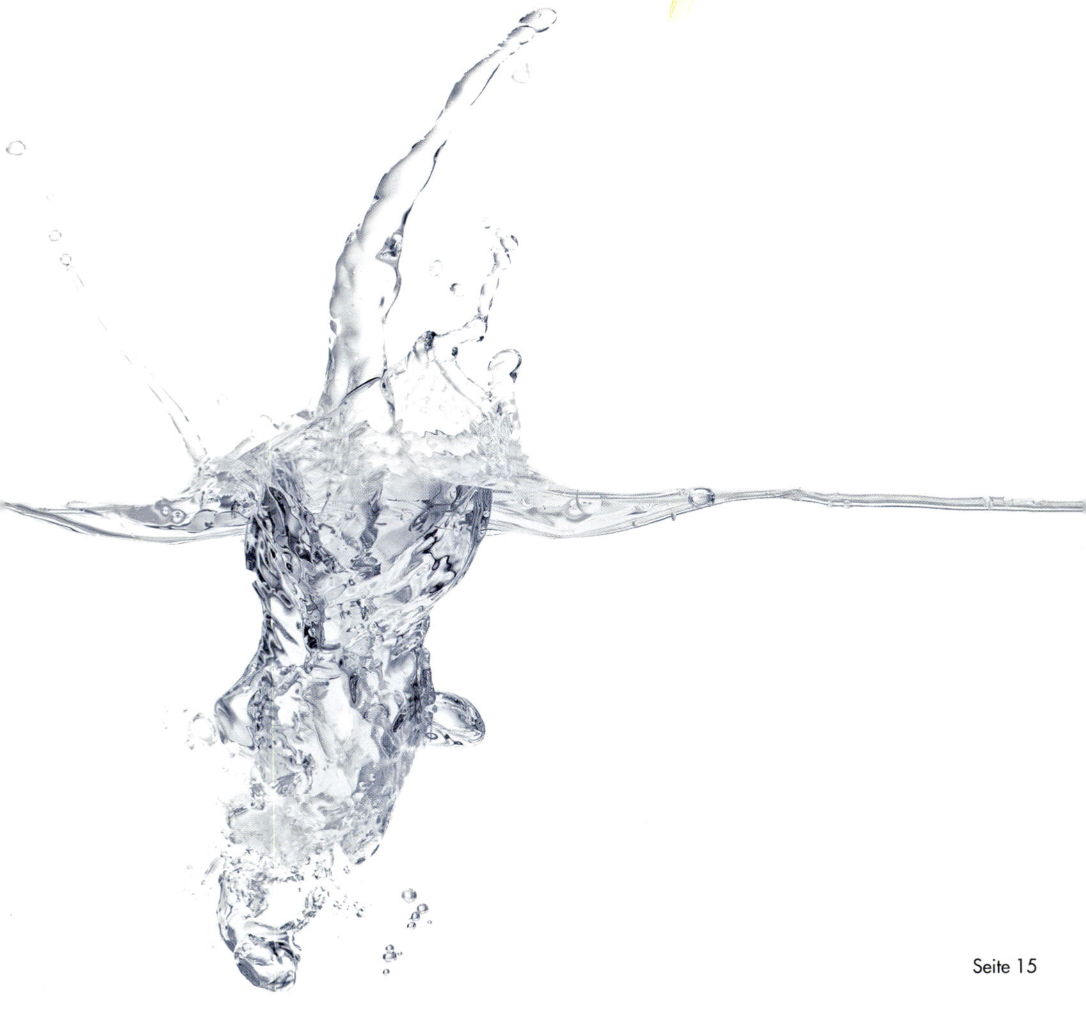

Das Multitalent

Magnesium ist einer der wichtigsten Mineralstoffe unseres Organismus. Entsprechend lange steht es schon im Dienste der Medizin – so verschaffte es beispielsweise als Bittersalz (Magnesium sulfuricum) bereits unseren Ururgroßeltern Linderung als Abführmittel und bei Krämpfen. Der so umfassend wirksame Mineralstoff wurde 1755 von seinem Entdecker, einem englischen Chemiker, nach der griechischen Stadt Magnesia benannt.

Ein gesunder Erwachsener hat rund 25 Gramm Magnesium in seinem Körper – gut und sicher gelagert in unseren zahllosen Zellen. Über die Hälfte dieser Menge, nämlich bis zu siebzig Prozent, sind in den Knochen gespeichert. Der Rest findet sich in den Kraftwerken unserer Zellen, den so genannten Mitochondrien, sowie in den Herz- und Skelettmuskelzellen.
Nur ein Prozent des Gesamtmagnesiums schwimmt mit dem Blutserum durch den Körper.

Breites Spektrum

Ein kurzer Überblick über die vielfältigen Tugenden des Multitalents.
Es...

- ... ist an allen Stoffwechselreaktionen beteiligt
- ... hält den Herzrhythmus im gesunden Takt
- ... ist unerlässlich für die Bereitstellung von Energie
- ... leitet die Nervenimpulse in den Muskelzellen weiter
- ... reguliert die Muskelkontraktion
- ... ist wichtig für den Aufbau von Knochen und Zähnen
- ... hält die Funktionen des zentralen Nervensystems aufrecht
- ... wirkt Stressreaktionen entgegen
- ... regelt als Mitarbeiter der Natrium-Kalium-Pumpe die Durchlässigkeit der Zellwände
- ... erweitert die Blutgefäße
- ... verbessert die Stimmungslage
- ... entspannt die Muskeln
- ... wirkt krampflösend
- ... lindert Migräne
- ... dämpft die Nervenerregbarkeit
- ... verbessert die Leistung des Herzmuskels
- ... verringert das Thromboserisiko
- ... wirkt als natürliches Beruhigungsmittel
- ... ist an der Wirkung von 300 Enzymen beteiligt

Aufgaben im Körper

Magnesium hat bei allen Abläufen des Stoffwechsels seine Finger mit im Spiel – unter anderem könnte die stattliche Zahl von dreihundert Enzymreaktionen ohne die Mitarbeit des Mineralstoffes nicht ablaufen. Mit zu diesen enorm bedeutsamen Einsatzgebieten von Magnesium gehört beispielsweise die Aktivierung des Enzyms Natrium-Kalium-ATPase. Dies ist der Grund für die hervorragende Wirkung von Magnesium gegen Herzrhythmusstörungen. Auch die Adenosintriphosphat (ATP)-Moleküle können ohne Magnesium ihre Aufgabe nicht erfüllen. Diese besteht darin, unseren Körper mit Energie zu versorgen: ATP-Moleküle sind winzig kleine Energieakkus, die auf- und entladen werden können. Auf diese Weise stellen sie jederzeit und überall im Körper die benötigte Energie bereit. Die »Steckdose«, in der die ATP-Akkus ent- oder aufgeladen werden, funktioniert nur mit Magnesium. Das heißt, ohne Magnesium läuft nichts im Körper – einfach, weil die Energie fehlt. Magnesium gilt zudem als Anti-Stress-Mineral und Balsam für die Nerven. Denn es ermöglicht uns, Stress, Hektik und schwierige Situationen mit mehr Ruhe, Gelassenheit und damit gesünder zu bewältigen. Weiterhin steuert es die Muskelfunktionen und nimmt unter anderem Einfluss auf die Kontraktion, das Zusammenziehen der Muskeln.

Was zu den Wirkungen von Magnesium hier kurz angeklungen ist, werden die folgenden Seiten nun genauer veranschaulichen.

Der Herzschutzfaktor

Einer der wichtigsten Einsatzgebiete von Magnesium sind Erkrankungen des Herzens. Allen voran Störungen seines Rhythmus: über die Regulierung des Kaliumgehaltes in den Zellen wirkt Magnesium Rhythmusstörungen entgegen – durch viele wissenschaftliche Studien belegt und in der klinischen Praxis zigfach erlebt. Ebenso wie die Tatsache, dass Magnesium sich bestens zur Behandlung und Vorbeugung von Herzinfarkten und Angina pectoris macht. Darüber hinaus hält Magnesium die Blutgefäße elastisch und gesund, optimiert die Sauerstoffversorgung der Zellen und senkt einen zu hohen Blutdruck. Als Herz-Mineral hält es zudem das Blut flüssig und schützt vor Durchblutungsstörungen.

Vorab ein kleiner anatomischer Rundgang durch unseren Lebensmuskel, der die Wirkweise von Magnesium im Anschluss verständlicher macht.

Triebwerk des Lebens

An unserem Herz zeigt sich mit am besten, wie genial die Konstruktionsabteilung der Natur ist. Nicht nur, dass der Herzmuskel ohne Unterlass und über ein Leben lang in Betrieb ist. Und jedes Mal, wenn er sich zusammenzieht, siebzig Milliliter Blut in den Kreislauf pumpt. Die Leistungskraft, mit der er dabei arbeitet, stellt alle von Menschenhand entwickelte Technik in den Schatten. Täglich sind es mehr als sieben Tonnen, die er durch das Gefäßsystem schleust. Durch Belastung kann sich diese Menge auch flugs verdoppeln. Auch wenn wir ruhen, arbeitet der Herzmuskel weiter. Lebenslang pausenlos im Dienst – sofern wir auf unser Herz auch aufpassen.

Gefahren für das Herz

Lasten hoher Blutdruck, Nikotin, Bewegungsmangel, Cholesterin, Zuckerkrankheit, Stress oder Übergewicht über Jahre auf dem Herzmuskel, machen die zarten Herzkranzgefäße irgendwann nicht mehr mit.
Es kommt zu den so genannten koronaren Herzerkrankungen, kurz KHK. Dabei sind die Herzkranzgefäße, die das Herz wie ein Netzkranz umschließen, durch Ablagerungen verengt und hart. Es kann nicht mehr genug Blut fließen und in Folge wird der Herzmuskel nur noch mangelhaft mit Sauerstoff versorgt. Was fatale Konsequenzen haben kann. Ist beispielsweise ein Herzkranzgefäß zu siebzig Prozent verstopft, stellt sich bei Kälte oder Belastung ein drückender, brennender Schmerz hinter dem Brustbein ein.

Bei jener Erkrankung, die Angina pectoris heißt, sollten die Alarmglocken läuten. Denn sie ist der Vorbote eines Herzinfarktes: Ist das verstopfte Herzkranzgefäß vollständig verschlossen, werden bestimmte Bereiche des Herzens nicht mehr durchblutet und sterben ab. Das Vollbild eines Infarkts.

Kennen Sie Ihren Blutdruck?

Sollten Sie, denn das ist so ein bisschen wie eine Lebensversicherung. Durchschnittlich jeder Fünfte hat zu spät erkannt, dass sein Blutdruck stetig in die Höhe klettert. Sie leiden an Bluthochdruck und schweben damit direkt und indirekt durch die Folgekrankheiten in großer Gefahr. Zu diesen Erkrankungen, in Folge eines zu hohen Blutdruckes, gehören allen voran der Herzinfarkt und der Schlaganfall – weltweit die häufigste Ursache für Behinderungen und die zweithäufigste Todesursache.

Das Herzmineral schlechthin: Magnesium

- verbessert die Sauerstoffversorgung in den Zellen, vor allem in den Herzmuskelzellen.
- entspannt die glatte Muskulatur, weitet die Blutgefäße und senkt einen zu hohen Blutdruck.
- kurbelt die Durchblutung an. Entsprechend beugt es Durchblutungsstörungen und allen in deren Folge auftretenden Beschwerden vor.
- verdünnt das Blut und sorgt dafür, dass es flüssig bleibt.
- kann wirksam vor Herzinfarkt, Angina pectoris und Schlaganfall schützen.
- beugt Herz-Rhythmusstörungen vor

Genügend Magnesium = niedriges Infarktrisiko

Dass Magnesium wirksam vor einem Herzinfarkt schützt, ist keine neue Erkenntnis. Ein kurzer Blick zurück: In den 50er Jahren startete in den USA die Framingham-Studie, so benannt nach einer Kleinstadt in den USA nahe Boston. Die Lebensweise der mehr als 5000 Einwohner wurde über zwei Jahrzehnte hinweg laufend erfasst. Dabei kam die Wissenschaft unter anderem den klassischen Risikofaktoren für das Herz auf die Spur. Die Framingham-Studie erbrachte als Erste den eindeutigen Beleg für die Gefahr von Bluthochdruck, Nikotin, Bewegungsmangel und anderen Faktoren bei der Entstehung von Herzkrankheiten. Im Rahmen dieser Untersuchungen stellte sich heraus, dass die Sterblichkeit an Herzinfarkt eng mit dem Magnesiumspiegel zusammen hängt. Je höher der Magnesiumspiegel, desto geringer das Risiko, an einem Herzinfarkt zu sterben. So erklärt sich auch der Befund, dass Herzinfarktpatienten häufig einen Magnesiummangel aufweisen.

Japanische Herzen sind gesünder

Die Rate an Herzinfarkten ist im Land der aufgehenden Sonne extrem niedrig. Was nicht verwundert: Das, was in Japan auf den Tisch kommt, enthält ebenso viel Magnesium wie Kalzium. Damit bekommt der Körper die beiden natürlichen Gegenspieler Magnesium und Kalzium in ausgeglichener Menge zugeführt. Eine wichtige Voraussetzung für die Herzgesundheit.

Senkt hohen Blutdruck

In zahlreichen Untersuchungen zeigt sich ein bemerkenswerter Zusammenhang zwischen einem niedrigen Magnesiumspiegel und erhöhtem Blutdruck: Bluthochdruckpatienten haben auffällig oft zu wenig Magnesium im Blut. Dass der Mineralstoff dieses brisante Risiko deutlich entschärft, ist vielfach belegt – in der ärztlichen Praxis wie auch in Studien. Unter anderem in einer wissenschaftlichen Literaturschau, was der Mediziner Meta-Analyse nennt, worin die blutdrucksenkende Wirkung von Magnesium in über 20 Studien eindeutig dokumentiert ist: Pro 10 mmol, was 243 Milligramm Magnesium entspricht, sank sowohl der systolische Blutdruck um durchschnittlich 4,3 mm Hg wie auch der diastolische Blutdruck um 2,3 mm Hg.

Hält das Herz im gesunden Takt

Ein unausgewogener Magnesiumhaushalt in den Herzmuskelzellen bringt das Herz ins Stolpern, medizinisch Herzrhythmusstörung genannt. Ein Plus an Magnesium lässt das Herz wieder gleichmäßig und im gesunden Takt schlagen.

Antrieb für den Herzmuskel

Der wichtigste Muskel unseres Körpers braucht enorme Energie. Doch ohne ausreichend Sauerstoff kann er seine Leistung nicht mehr voll erbringen. Um dem vorzubeugen, braucht der Herzmuskel Magnesium. Denn ohne das Mineral versiegt die Energieversorgung des Herzens.

Stoppt die Plaques

Zu wenig Magnesium lässt die Bildung freier Radikale überhand nehmen. Das verbraucht mehr Vitamin E, einen der wichtigsten Radikalenfänger im Körper. Magnesiummangel bedeutet daher Mangel an Vitamin E. Was wiederum bedeutet, dass freie Radikale die Blutgefäße unter oxidativen Stress setzen und deren Wände angreifen. An den Schadstellen können sich Plaques ablagern und die Blutgefäße verengen sich zusehends. Damit ist der Entstehung von Arteriosklerose der Weg geebnet – Magnesium beugt dem vor...

Magnesium in der Kardiologie

Bei allen Erkrankungen des Herzens muss durch ausreichende Zufuhr von Magnesium einem Mangel vorgebeugt und ein bestehender behoben werden. Entsprechend müßte die Gabe von Magnesium bei Herz-Kreislauf-Krankheiten inzwischen zum medizinischen Standard gehören – seien es Magnesiuminfusionen nach Herzinfarkten oder tägliche 600-Milligramm-Dosen bei Herzrhythmusstörungen und Erkrankungen der Herzkranzgefäße.

Das Anti-Stress-Mineral

Magnesium schützt vor den negativen Auswirkungen von Stress und Hektik. Denn es hemmt die Freisetzung des Stresshormons Adrenalin: die Muskeln entspannen, sind besser durchblutet und mehr Sauerstoff fließt zu den Zellen. Nicht von ungefähr gilt Magnesium auch als Salz der inneren Ruhe. Magnesium wappnet die Nerven und macht uns resistenter gegen Stress. Dieses Phänomen, das uns alle so sehr in Atem hält, soll kurz ein wenig genauer beleuchtet werden.

Stress ist hausgemacht

Stress ist das Ergebnis dessen, wie wir Anforderungen wahrnehmen. Einfacher: Stress ist hausgemacht. Solange wir uns einer Situation gewachsen fühlen, ist alles in Ordnung. Ist die Aufgabe zur Zufriedenheit erledigt, können wir uns entspannt zurücklehnen. Wehe aber, wenn uns eine Sache überfordert und wir keine Lösung parat haben. Dann zeigt Stress seine dunkle Seite, bringt uns aus dem Gleichgewicht, macht uns aggressiv und verzweifelt: Der Aufruhr nimmt jede Motivation, nagt am Gedächtnis, schwächt das Immunsystem und nährt zu allem Überfluss auch noch die Schutzschicht um die Hüften.

Lebenselixier oder schleichendes Gift

Ob Stress ein Lebenselixier oder Gift ist, bestimmt was ihn auslöst und wie lange er andauert. Ist Stress durch Erfolgserlebnisse und Anerkennung gekrönt, hat er durchaus sein Gutes und heißt demnach – von griechisch eu, gut – Eustress. Wenn jedoch die Anstrengungen keinen Erfolg bringen und das gesunde Maß überschreiten, befindet man sich im Distress, der schädlichen Ausprägung von Stress und leider auch der häufigeren. Dabei wird das, was die Evolution zu unserem Schutz in akuten Gefahrensituationen entwickelt hat, zum Risiko.

»Hypothalamus an alle...«

Bei Stress heulen die Sirenen im Körper: Kaskaden von Botenstoffen werden ausgeschüttet, um ihn in erhöhte Alarmbereitschaft zu versetzen. Den Stein ins Rollen bringt der Hypothalamus, oberste Schaltzentrale im Hormonsystem, indem er den Corticotropin Releasing Factor (CRF) auf die Reise ins Blut schickt. Dieser bewirkt an der Hirnanhangsdrüse die Freisetzung von ACTH.
Der Stoff, aus dem der Stress ist. Denn das Adrenokortikotrope Hormon gibt der Nebenniere das Signal: »Adrenalin, Noradrenalin und Kortisol ausschütten«. Der Hormonschub hat fatale Konsequenzen. Viel Kortisol (ver)führt den Stoffwechsel dazu, mehr freie Fettsäuren zu bilden, als der Körper benötigt. Diesen Überschuss verwandelt die Leber in Lipoproteine. Fettstoffe, die sie in den Blutkreislauf abgibt. Die Konzentration der Blutfette, von Cholesterin und Triglyzeriden, erhöht sich. Damit das Risiko für Herzkrankheiten, besonders für Arteriosklerose. Durch einen hohen Kortisolspiegel wird auch der Salz- und Wasserhaushalt aus dem Gleichgewicht gebracht. Das treibt den Blutdruck in die Höhe. In Folge ist man müde und schlapp, wie der Fettstoffwechsel. Soweit zum Kortisol. Nicht minder gefährlich ist das Stresshormon Adrenalin. Es nagt an den Adern und steigert das Risiko für einen Herzinfarkt. Denn die Blutplättchen, die Thrombozyten, haben durch Adrenalin mehr Gelegenheit, sich aneinander zu lagern. Diese Kontaktfreudigkeit, Aggregation, führt zu Blutgerinnseln und die können Infarkte auslösen.

Höhere Stressresistenz

Das Salz der inneren Ruhe stärkt die Stressresistenz wie kein anderer Vitalstoff. Denn Magnesium bringt ein hochtourig laufendes zentrales Nervensystem in kurzer Zeit zur Ruhe. Darüber hinaus dämpft es die Erregungsweiterleitung in den peripheren Nerven. Das nimmt weiterhin Zappligkeit und Unruhe. Indem Magnesium die Nerven zu Drahtseilen macht, stärkt es auch das Herz. Das trägt nämlich das Hauptleid an den 1000 Volt, unter denen so mancher steht. Es kommt noch besser, denn Magnesium verringert auch die Ausschüttung von Adrenalin. Weniger an diesem Stresshormon bedeutet entspannte Muskeln und bessere Durchblutung. Damit mehr Sauerstoff in den Zellen und damit bessere Fettverbrennung. Was bedeutet: Je resistenter man gegen Stress wird, desto leichter bekommt man auch überflüssige Pfunde weg.

Magnesium hält länger über Wasser

Ratten sind ausgesprochen wasserscheu. Schwimmen hat ihnen die Evolution zwar beigebracht, versetzt sie jedoch in einen unglaublichen Stress. Das machen sich Wissenschaftler, zugegeben nicht eben tierlieb, zunutze: Stressforscher schicken die Nager in einem großen Zuber zum Baden und stoppen die Zeit, wie lange sie sich über Wasser halten können. Kurz bevor die Kräfte erlahmen, werden die Ratten aufgefischt und ins sichere Trockene gebracht. Wiederholt man diesen Versuch mit Ratten, denen Magnesiumpulver ins Futter gemischt wurde, zeigt sich etwas Erstaunliches: Diese Nager können wesentlich länger in dem ungeliebten Element ausharren. Trotz der enormen Stressbelastung halten sie sich doppelt so lange über Wasser wie ihre Kollegen.

Die Energiequelle

Durch körperliche Aktivität steigt der Stoffwechselumsatz. Das verbraucht mehr Energie und schaltet den Bedarf an Mineralien und Spurenelementen um einige Gänge höher. Dazu muss man beileibe kein Triathlet sein oder das Matterhorn erklimmen. Schon wer durch Sport 2000 Kilokalorien pro Woche zusätzlich verbrennt – das Gelingt beispielsweise durch sechs Stunden Radfahren, acht Stunden Golfen oder drei Stunden Laufen – hat einen erhöhten Verbrauch an Vitalstoffen. Um schneller ans Ziel zu kommen, gilt es nicht nur, Kondition und Muskelkraft zu steigern. Wichtig ist auch, den Körper mit ausreichend »Kraftfutter« zu versorgen.

Biologischer Rückenwind

Mineralien und Spurenelemente bestimmen entscheidend darüber, wie fit wir sind. Dass uns die Elemente des Lebens spürbaren Rückenwind geben können, ist an sich nur logisch. Denn Mineralien und Spurenelemente sind an Funktionen beteiligt, die in unmittelbarem Zusammenhang mit körperlicher Aktivität stehen: als da wären Regulation des Zellstoffwechsels, Energiegewinnung aus Zucker, Kontraktion der Muskeln, Weiterleitung von Nervenreizen. Nur ein kleiner Ausschnitt aus dem Leistungsspektrum, in das Vitalstoffe involviert sind und das beim Sport eine große Rolle spielt.

Dazu kommt, dass Mineralien und Spurenelemente in zahllose Substanzen und Strukturen wandern. Der Körper nutzt sie beispielsweise als Baumaterial für Knochen und Zähne, Enzyme und Nervenbotenstoffe. Insofern werden Magnesium und Kollegen schnell verbraucht – je aktiver der Stoffwechsel, desto flotter. Dazu kommt, dass Mineralien und Spurenelemente via Schweiß, ebenso wie über Urin und Stuhl ausgeschieden werden. Dass sportlich und körperlich Aktive, die zudem meist beruflich wie privat gefordert sind, einen Mehrbedarf an Vitalstoffen haben, liegt demnach nur nahe.

Diesen allein über die Nahrung abzudecken, »erweist sich als schwierig«. Früher oder später werden daher Mangelzustände beim sportlich aktiven Menschen zu beobachten sein«. Das befand der „Leitfaden für die ärztliche Praxis – Mineralstoffe und Spurenelemente" der Bertelsmann Stiftung bereits vor über zehn Jahren. Und empfahl deshalb auch schon damals »aus sportmedizinisch-präventivmedizinischer Sicht regelmäßig bestimmte Vitalstoffe zur Prävention oder Substitution einzunehmen«.

Vollkommen zu Recht. Denn wird dem erhöhten Vitalstoffsoll nicht Rechnung getragen, präsentiert sie der Körper. Er zollt uns unter anderem schon geringe – so genannte subklinische Mängel – durch erhöhte Anfälligkeit für Infekte oder durch Sportverletzungen. Glücklicherweise bemerken körperlich Aktive eine Unterversorgung meist schneller. Denn durch den sportbedingten Mehrbedarf fallen bereits kleine Mängel deutlicher ins Gewicht. Darüber hinaus haben Sportler ein besseres Körpergefühl – achten also mehr auf die Zeichen, die ihnen ihr Körper sendet. Klug wie er ist, macht er das nicht erst, wenn es zu spät ist. Was bedeutet, den Mineralien- und Spurenelementhaushalt auch vorbeugend aufzustocken. Denn trotz der geringen Speicherfähigkeit lassen sich damit körperliche Fitness und Regenerationsfähigkeit deutlich unterstützen.

Ohne Vitalstoffe läuft wenig

Die folgende Übersicht macht Ihnen auf einen Blick deutlich, welchen enormen Stellenwert Vitalstoffe beim Sport haben.

Stoff	Einsatzgebiet	Benefit beim Sport
Chrom	Eiweiß-, Fett- und Kohlenhydratstoffwechsel, Aminosäuretransport, Glykogenbildung	Zunahme der Muskelkraft, höhere Ausdauerleistungsfähigkeit
Eisen	Sauerstofftransport, Energiestoffwechsel	Höhere Belastbarkeit der Muskeln, bessere Ausdauer
Jod	Schilddrüsenaktivität, Regulation des Stoffwechsels	Verbesserte Belastbarkeit und Anpassung an Belastung
Kalium	Nervenleitung, Muskelkontraktion, Regulation von Temperatur, Wasser- und Salzhaushalt	Bessere Ausdauer, erhöhte Belastbarkeit
Kalzium	Knochenaufbau, Muskelkontraktion, Nervenleitung	Erhöhte Belastbarkeit der Muskeln und Knochen
Kupfer	Energiestoffwechsel, Schutz vor freien Radikalen	Bessere Ausdauer, erhöhte Muskelbelastbarkeit
Magnesium	Knochenaufbau, Energiestoffwechsel, Muskelkontraktion, Nervenleitung	Bessere Muskelleistung und höhere Belastbarkeit
Mangan	Knochenaufbau, Fettsynthese, Energiebereitstellung	Erhöhte Leistungsfähigkeit und Belastbarkeit
Phosphor	Knochenaufbau, Energiestoffwechsel	Erhöhte Belastbarkeit der Knochen und Muskelleistungsfähigkeit, mehr Pufferkapazität
Selen	Schutz vor freien Radikalen	Erhöhte Belastbarkeit, bessere Regenerationsfähigkeit
Zink	Immunfunktion, Energiestoffwechsel, Aufbau von Körpereiweiß	Erhöhte Belastbarkeit und Stabilität des Immunsystems

(Quelle: Hans-Konrad Biesalski „Vitamine, Mineralstoffe und Spurenelemente“; Mikronährstoffe in der Sportmedizin)

Kraftmaschine Muskelzelle

Neben der Leber sind unsere Muskeln der größte Umschlagplatz des Stoffwechsels. In den Muskelzellen wird rund um die Uhr geschuftet: Enorme Mengen Kohlenhydrate und Fette umgesetzt und dabei in den Zellkraftwerken jener Stoff erzeugt, der uns antreibt: Adenosintriphosphat, der Zündfunke der Energie. ATP, kurz für Adenosintriphosphat, hat im energiereichen Zustand drei Phosphoratome. Setzt es seine Energie frei, gibt es eines ab: Aus ATP wird ADP, Adenosindiphosphat. In jeder Muskelzelle stecken viele Tausende dieser ATP-Moleküle.

Je mehr wir uns bewegen, desto sportlicher werden auch unsere Muskelzellen. Untrainierte Muskelzellen haben beispielsweise im Schnitt nur 30.000 Ribosomen. Wird die Zelle durch Training und optimale Ernährung aufgebaut, strotzt sie vor Kraft: Sie kann dann 200.000 solcher kleiner Eiweißfabriken enthalten. Auch die Zahl der Mitochondrien, der Zellkraftwerke erhöht sich von weniger als 100 auf 1000 und mehr. Das Gleiche gilt für die ATP-Moleküle – deshalb haben gut trainierte Sportler mehr Kondition und Energie. Entladene ATP-Moleküle werden bei ihnen sofort wieder aufgebaut. Jeden Nährstoff, den wir aufnehmen, tauschen die ATP-Moleküle gegen Muskelaktivität ein. Die Ernährung bestimmt demnach darüber, wie gut oder schlecht die Zellkraftwerke arbeiten und wie leistungsfähig wir damit sind. Sind die Muskelzellen nicht gut versorgt, greifen selbst aufwendigste Trainingsmühen nicht richtig: Es bringt wesentlich mehr, mit gut gefütterten Muskeln fünf Minuten zu trainieren, als mit schlecht versorgten eine ganze Stunde.

Im Schweiße des Angesichts...

... geht eine Menge an Vitalstoffen verloren. Denn arbeitende Muskeln erzeugen ordentlich Wärme. Das gleicht der Körper aus, indem er schwitzt und damit kühlt. Was jedoch die Bilanz im Haushalt der Mineralien und Spurenelemente verschlechtert: Mit einem Liter austrainiertem Körpersaft gehen beispielsweise 300 Milligramm Kalium, 160 Milligramm Kalzium, 36 Milligramm Magnesium und 1,2 Milligramm Zink verloren. Um das wieder aufzuholen, lautet die Devise trinken und noch mal trinken. Neben natrium- und kaliumreicher Ernährung raten Sportmediziner zu Mineralwässern mit mehr als 100 Milligramm Magnesium pro Liter. Der eben zitierte „Leitfaden für die ärztliche Praxis – Mineralstoffe und Spurenelemente" empfiehlt Sportlern sogar Mineralwässer mit 200 Milligramm Magnesium pro Liter: Zum Ausgleich des Mineralienverlustes ist ein Mineralwasser »primär nach seinem Gehalt an Magnesium zu bewerten«. Aus vielen guten Gründen...

Fit wie ein Turnschuh mit Magnesium

Eine optimale Versorgung mit Magnesium ist die Grundvoraussetzung für maximale Leistungsfähigkeit. Denn jede einzelne Zelle des Körpers ist in ihrem Energiehaushalt auf Magnesium angewiesen – es ist damit Dreh- und Angelpunkt der Fitness. Die Produktionskraft der Kraftwerke in den Zellen, der Mitochondrien, damit der Energielevel, ist direkt proportional zur Menge an Magnesium im Blut.

Sind die Magnesiumtanks nur halb gefüllt, haben die Muskeln auch nur halb so viel Kraft. Sie ermüden rascher und quälen uns mit Krämpfen. Der Herzmuskel und dessen Stoffwechsel leiden ebenso und kommen mitunter ins Stolpern. Magnesiummangel lässt allerdings nicht nur die Muskelkraft, sondern die gesamte Leistungsbereitschaft erlahmen. Auch die Abwehrkräfte: Magnesiummangel kann die Schlagkraft des Immunsystems bei Sportlern herabsetzen.

Wer nun meint, er nimmt doch schon Magnesium, befindet sich statt auf der sicheren Seite im Irrtum. Denn es kommt darauf an, wie hoch der Spiegel im Blut ist. Liegt er über 1,0 mmol Magnesium pro Liter Blut, hat man mehr Mitochondrien in den Körperzellen – und damit mehr Energie.

So wurde beispielsweise in einer Untersuchung bei Fußballspielern mit niedrigem Magnesiumspiegel im Blutserum die Ausdauer auch nach fünfwöchigem Vorbereitungstraining nicht gesteigert. Nur bei den Kickern mit ausreichend Magnesium im Blut verbesserte sich die Leistung. In einer anderen Untersuchung schafften Läufer nach dreiwöchiger Magnesiumeinnahme zehntausend Meter in 42 statt in 46 Minuten. Diese Verbesserung kann man in drei Wochen gar nicht trainieren. Das kommt von innen – vom biologischen Rückenwind durch Magnesium. Auch zahlreiche weitere Untersuchungen zeigen unisono, dass der Mineralstoff die grundvoraussetzung für Leistung ist. Ebenso hat Magnesium eine wichtige Funktion bei der Regeneration nach sportlicher Aktivität und schützt den Körper somit gegen Überlastung.

Wer nach körperlicher Anstrengung total erledigt ist und lange braucht, um sich zu erholen, hat also möglicherweise zu wenig Magnesium. So wie viele Sportskameraden. Denn die Belastungen im Sport begünstigen die Entwicklung eines Mangels: Über verstärkte Schweißverluste, erhöhte Ausscheidung im Urin und gesteigerten Verbrauch durch einen beschleunigten Stoffwechsel.

Sportmedizinische Untersuchungen zeigen:
Fällt die Magnesiumkonzentration unter 17,5 Milligramm pro Liter Blut ab, erhöht sich das Risiko für Muskel- und Sehnenverletzungen deutlich.

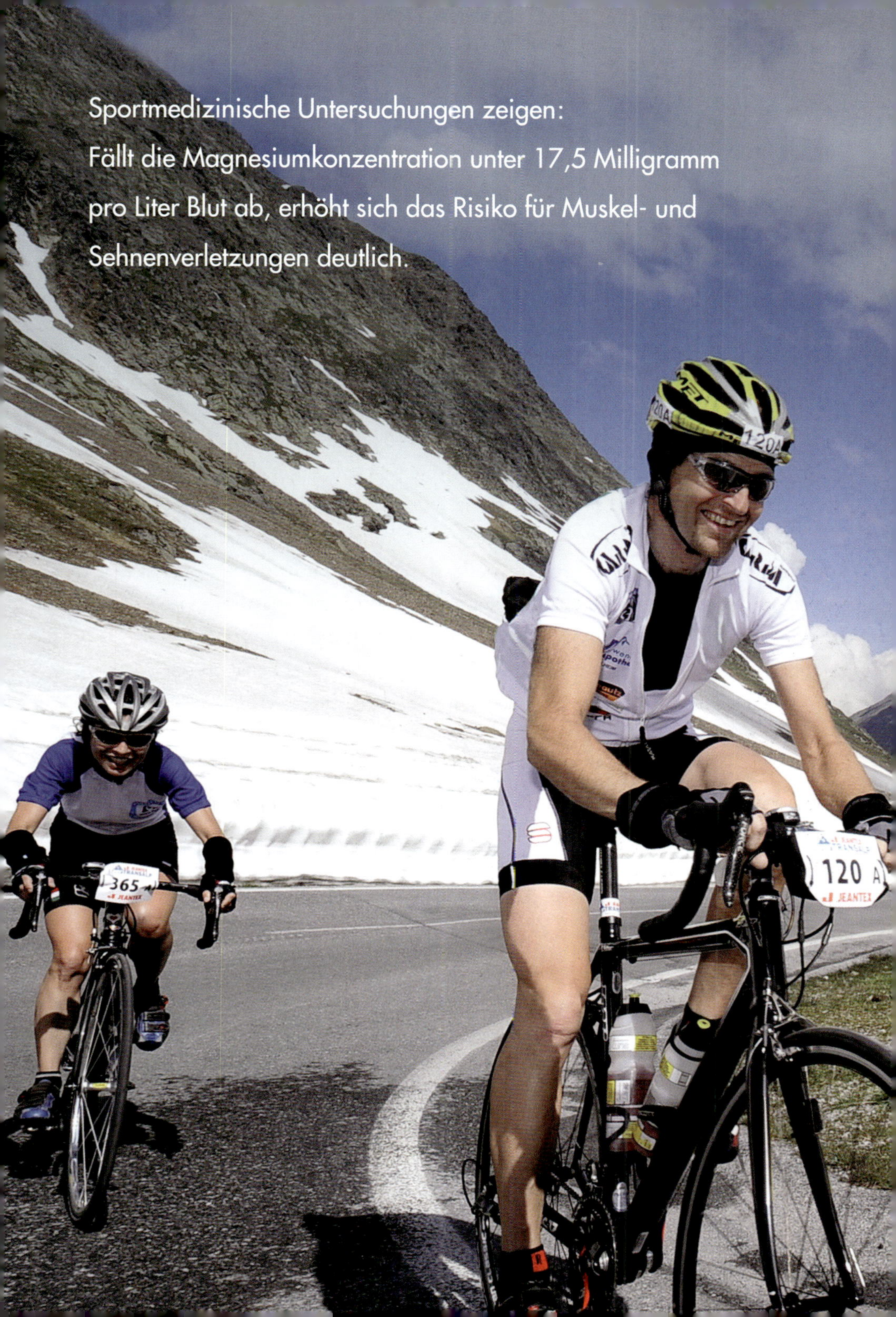

Unser emotionales Gleichgewicht ist extrem störanfällig. Nicht nur psychische Faktoren, sondern auch eine schlechte Versorgung mit Nährstoffen bringen es aus dem Gleis.

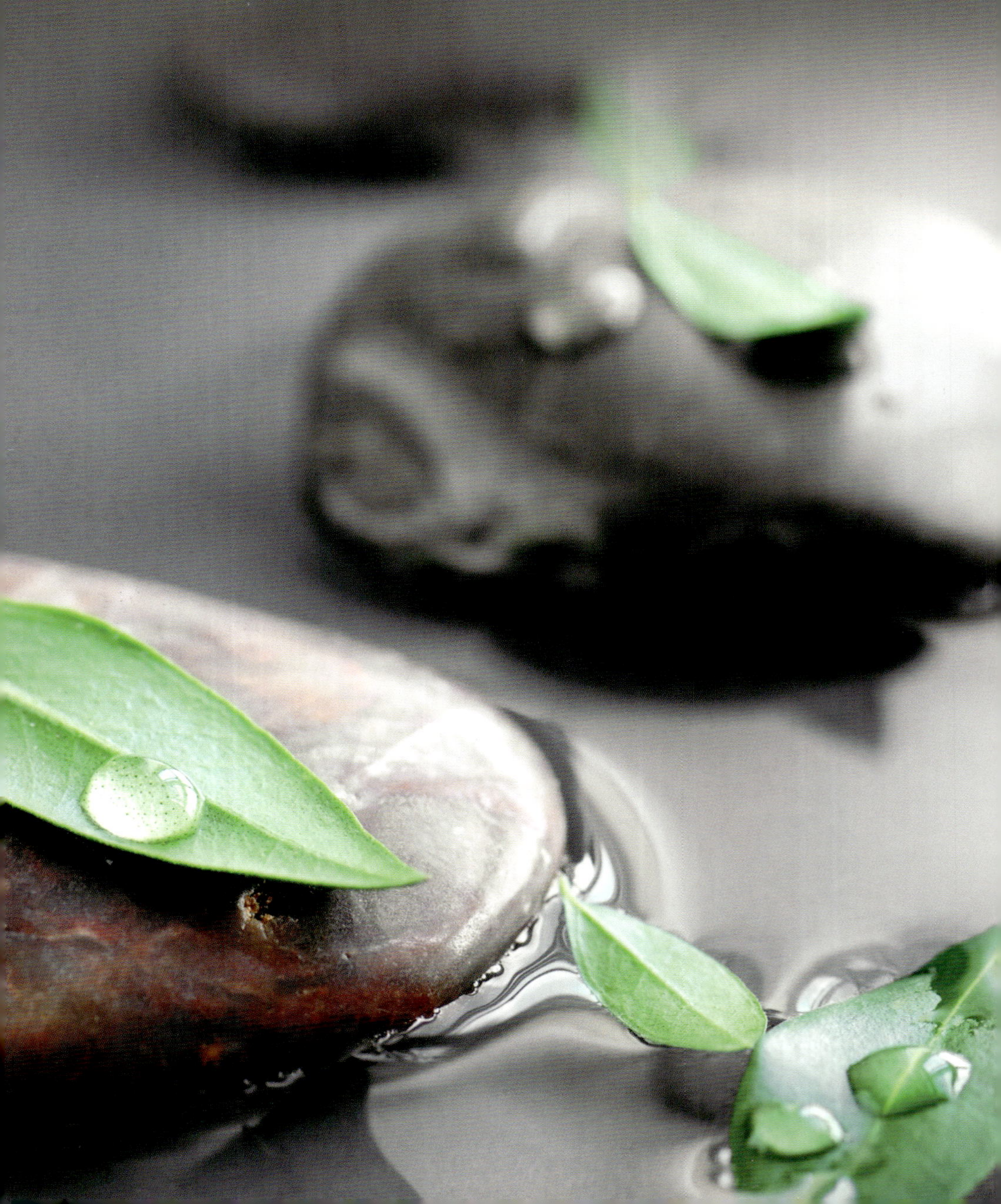

Der Stimmungsmacher

Wo auch immer das Stimmungsbarometer gerade steht: Es ist Ergebnis dessen, was Milliarden von Hirnzellen über ein weit verzweigtes Netz an Nerven untereinander austauschen. Die Übermittler der Botschaften sind die Neurotransmitter. Sie leiten die als elektrische Impulse gespeicherten Nachrichten weiter. Das geschieht nicht nur im Gehirn und innerhalb des zentralen Nervensystems. Die Botenstoffe überbringen ihre Infos auch in jede einzelne Nervenzelle unseres Körpers – bis in die Spitze des kleinen Zeh. Kommt das feine Zusammenspiel der Nervenbotenstoffe aus dem Takt, leidet die Psyche darunter. Das macht verständlich, warum sich ein Mangel an bestimmten körpereigenen Stoffen auch und vor allem psychisch bemerkbar macht. Um seine Nervenbotenstoffe aufzubauen, braucht der Körper schließlich auch Mineralien und Spurenelemente. Viele von ihnen sind dazu nötig, damit Neurotransmitter ihre Botschaften überhaupt weitergeben können. Andere wiederum dienen als Baumaterial für die Nervenbotenstoffe. Fehlt der eine oder andere Stoff, entgleist der Stoffwechsel des Gehirns und mit ihm die Psyche: Reizbarkeit, Antriebsschwäche und Nervosität sind beispielsweise typische Signale dafür, dass dem Körper ein Vitalstoff fehlt. Diese psychischen Veränderungen treten meist schon auf, bevor sonstige Anzeichen eines Mangels zu erkennen sind – sind die Speicher leer, leiden als erstes Geist und Seele.

Dass Vitalstoffe einen direkten Draht zur Psyche haben, zeigt sich besonders gut bei den Erschöpfungsdepressionen: Dauerhafter Stress zehrt die Vorräte an Vitalstoffen, wie vor allem Magnesium, im Körper nach und nach auf. Das Baumaterial für die Nervenbotenstoffe wird knapper und knapper... Indem Vitalstoffe eine zentrale Rolle im Nervenstoffwechsel spielen, können wir dessen Ungleichgewichte aber auch wieder austarieren: Wenn wir jene Substanzen die fehlen, wieder gezielt zuführen. Und so den Haushalt der Nervenbotenstoffe wieder normalisieren.

Störfall im Nervensystem

Ist zu wenig oder zu viel von einem bestimmten Nervenbotenstoff im Nervensystem unterwegs, schlägt sich das auf das emotionale Befinden nieder. Wie sehr, hat die Hirnforschung erst in den letzten Jahren genauer entdeckt. Heute ist bekannt, dass bei psychischen Störungen der Stoffwechsel der Gehirnzellen aus dem Gleichgewicht geraten ist. Durch den entgleisten Nervenstoffwechsel sind bestimmte Nervenbotenstoffe zu wenig vorhanden oder in ihrer Funktion gestört: Was also auf dem Gemüt so vieler lastet, ist eine Stoffwechselstörung unseres Gehirns.

Die verstimmte Nation

Das Stimmungsbarometer der Nation steht tiefer als vermutet. In Deutschland leiden mehr Menschen unter depressiven Verstimmungen als unter der Volkskrankheit Diabetes – davon sind immerhin auch bereits beachtliche 6 bis 7 Millionen betroffen.

Laut Weltgesundheitsorganisation (WHO) erlangen Depressionen bald traurige Berühmtheit. Gemäß der internationalen »Global-Burden-of-Disease-Studie« werden sie bis zum Jahr 2020 neben Herzerkrankungen die wichtigste Ursache für Arbeitsunfähigkeit und Tod sein.

Raus aus dem Stimmungstief

Magnesium – das Mineral, das uns so gut gegen Stress und dessen fatalen Folgen wappnet, brauchen wir auch zum Austarieren der psychischen Waagschalen. Sind die Reserven an Magnesium erschöpft, sei es durch übermäßigen Stress oder Krankheiten, macht sich das schnell durch innere Unruhe, erhöhte Reizbarkeit, Konzentrationsschwäche und schlechten Schlaf bemerkbar. Magnesiummangel hat aber auch häufig Depressionen zur Folge. Denn das Mineral mildert, was die Seele verdüstert: emotionalen Stress durch anhaltende Überforderung, ungelöste Konflikte und andere seelische Belastungen. Nicht umsonst ist Magnesium ein so wirksamer Herzschutz...

Schlanker mit Magnesium

Fett wird in den kleinen Zellkraftwerken namens Mitochondrien verbrannt. Diese Öfchen arbeiten jedoch nicht so gut, wenn der Magnesiumspiegel in den Zellen zu tief ist. Kaum wird ein niedriger Magnesiumspiegel angehoben, erwachen die Zellkraftwerke wieder aus der Lethargie. Der Energielevel steigt und mit ihm die Leistungskraft. So hilft Magnesium uns auch, schlank zu bleiben oder zu werden.

Wenn die Lebenskraft fehlt

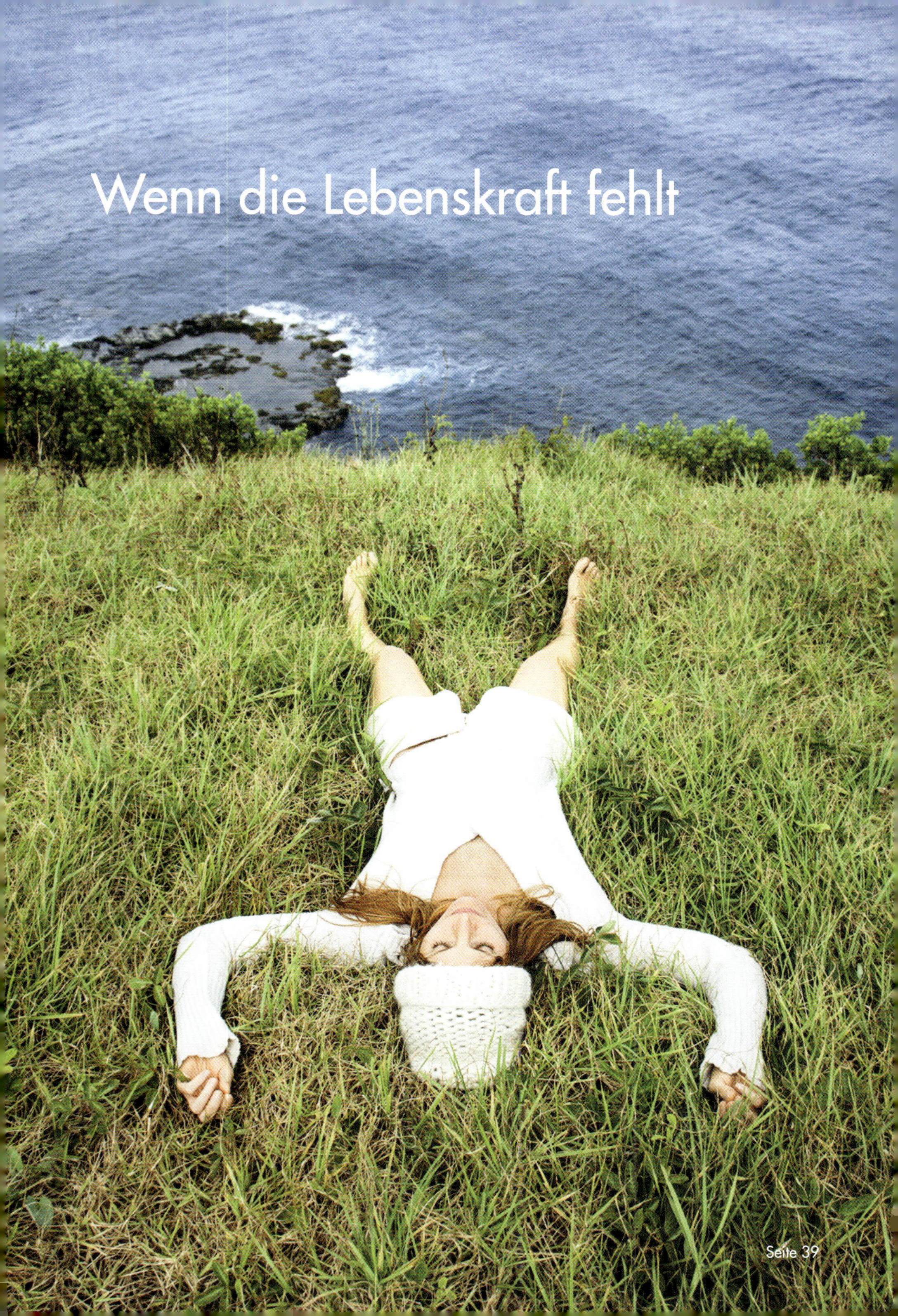

Wenn die Lebenskraft fehlt

Man fühlt sich schnell schlapp, ist nicht mehr so leistungsfähig wie gewohnt, regt sich viel mehr als sonst über die kleinsten Kleinigkeiten auf, ist gerne mal schlechter Stimmung und zu allem Überfluss bekommt man neuerdings auch noch so oft einen Krampf in den Muskeln. Vor allem in den Waden und ausgerechnet auch noch nachts...
Alles irgendwie unerklärlich. Stimmt vielleicht etwas nicht, und wenn ja, was? Moment, neulich stand da doch in diesem Heftchen aus der Apotheke was über Magnesiummangel. Die Symptome dafür würden passen. Wie bei dem einen vom Tennisclub, der hatte auch zu wenig Magnesium. Vielleicht...vielleicht ich ja auch? Könnte gut sein. Denn Magnesiummangel ist weit verbreitet. Mehr als man meint, schließlich leben wir in einer Wohlstandsgesellschaft. Doch in den vermeintlich gut versorgten Industrienationen ist es um das so wichtige Mineral nicht wirklich gut bestellt. Experten warnen schon seit geraumer Zeit, dass hierzulande und in anderen wohlhabenden Ländern »die Zufuhr von Magnesium aus der täglichen Nahrung suboptimal« ist.

Magnesium Fehlanzeige?

Klingt nicht gut. Zumal ein Mangel oft nicht rechtzeitig erkannt wird.
Fehlt die Lebenskraft, zeigt sich das nämlich leider sehr unspezifisch und mithin wenig eindeutig. Die Anzeichen dafür, dass die Magnesiumdepots erschöpft sind – und damit auch man selbst – umfassen ein großes Spektrum und sind bei jedem anders ausgeprägt. Bei Sportlern kommt man einem Mangel noch meist recht gut auf die Schliche. Denn bei Symptomen wie unerklärlichen Leistungseinbrüchen und häufigen Krämpfen kommt man schon auch einmal dazu über eine Störung im Magnesiumhaushalt nachdenken. Doch nicht nur die Sportlerfraktion hat häufig einen tiefen Magnesiumspiegel. Auch bei den weniger Bewegten dümpelt er nur allzu oft in der unteren Hälfte des Normalbereiches

oder darunter herum. Dabei wissen die meisten von ihnen gar nicht, dass in ihrem Magnesiumspeicher Ebbe herrscht. Das gilt es herauszufinden. Möglichst frühzeitig, damit der Mangel nicht zu tiefe Spuren hinterlässt.

Wie viel Magnesium brauchen Sie?

Der Bedarf an Magnesium wird von der Deutschen Gesellschaft für Ernährung für Jugendliche ab dem 16. Lebensjahr und Erwachsene mit 300 bis 400 Milligramm täglich angegeben. Männer brauchen wegen der größeren Skelettmasse etwas mehr als Frauen. Stillenden werden 375 Milligramm täglich angeraten. Für Kinder bis vier Jahren werden 80, bis zehn Jahren 170 und bis 15 Jahren 310 Milligramm empfohlen. Soweit die offizielle Version. Diese lässt allerdings leider etwas ganz Ent-schei-dendes außer Acht: Nämlich, dass jeder Mensch einen unterschiedlichen Bedarf an Magnesium hat. Was bei dem Einen ausreicht, ist bei einem Anderen zu wenig oder (was selten der Fall ist...) zu viel.

Dass der Magnesiumbedarf von Mensch zu Mensch verschieden ist, hat natürlich einen Grund. Und der liegt sehr wahrscheinlich in den Genen. Die Fähigkeit Magnesium aufzunehmen ist äußerst unterschiedlich. Allgemeine Empfehlungen, die alle über einen Kamm scheren, machen deshalb auch wenig Sinn.

Ob Sie genügend Magnesium haben, zeigt Ihnen Ihr Organismus selbst: Anhand einer ganzen Reihe von Erscheinungen, die sich bei einem Mangel an Magnesium einstellen. Diese Symptome sind nachfolgend genau beschrieben. Wenn Sie sich das durchlesen, können Sie einfach herausfinden, wie es um Ihren Magnesiumhaushalt bestellt ist – ob die Speicher gut gefüllt oder aber zu schlecht bestückt sind. Eine weitere gute Möglichkeit, den Magnesiumstatus zu überprüfen, bietet der so genannte Vollbluttest; dazu später mehr.

Wenn Magnesium im Körper fehlt

Hier ein Überblick darüber, wie uns der Körper zeigt, dass er zu wenig Magnesium hat. Die Reihenfolge der Mangelerscheinungen entspricht ihrer Aussagekraft: Diese nimmt von oben nach unten ab.

- Muskelkrämpfe
  Diese treten bevorzugt an den Waden auf, aber auch den Zehen und Oberschenkeln. Die »Hauptzeit« dafür ist nachts Während des Schlafens, was die Betroffenen unsanft aus ihren Träumen reißt.

- Erhöhte Muskelspannung
  Der so genannte Tonus, die Ruhespannung der Muskulatur, ist deutlich erhöht. Das zeigt sich in anhaltenden Nackenverspannungen, Rückenschmerzen und Spannungskopfschmerzen. Auch Blockierungen, früher Verrenkungen genannt, treten häufig auf.

- Kribbeln in den Händen und Füßen
  Dieses so genannte »Ameisenlaufen«, das mitunter auch an den Lippen auftritt, geht oft in ein Taubheitsgefühl über. Im Extremfall kommt es zu einer völligen Gefühllosigkeit an den betroffenen Körperteilen. Die Taubheit tritt anfallartig auf, besonders bei Aufregung.

- Spastische Lähmung
  Medizinisch Hyperventilationstetanie genannt und ein gefürchtetes Symptom des Magnesiummangels: Die Arme verkrampfen immer stärker, bis sie vollkommen gelähmt sind. Die Hände sind dabei in »Pfötchenhaltung« erstarrt.

- Erhöhte Reizbarkeit
  Das Nervenkostüm ist extrem anfällig: Die Reizschwelle ist erniedrigt, und schon die berühmten kleinsten Kleinigkeiten wie ein Streit mit dem Nachbarn, eine Achterbahnfahrt oder ein lauter Türknall entfacht einen nervlichen »Flächenbrand«. Zudem bestehen erhebliche Schlafstörungen.

- Ängste
  Aus der nervlichen Übererregbarkeit entstehen zwangsläufig Angstzustände: Ängste ohne erkennbaren Auslöser, Panikattacken und Phobien.

- Stimmungsschwankungen
  Himmelhoch jauchzend, zu Tode betrübt: Das Stimmungsbarometer schwankt zwischen Extremen hin und her. Was diesen Zustand charakterisiert, ist angespannte Erschöpfung. Auf der einen Seite ist der Betreffende übermäßig angespannt und leicht reizbar. Auf der anderen Seite energielos und ohne Motivation.

- Depressivität
  Neben Stimmungsschwankungen stellt sich Niedergeschlagenheit und Depression mit den typischen Folgen ein: unter anderem Antriebsarmut, mangelndes Selbstbewusstsein, Verlust an Lebensfreude und Lebensmut.

- Konzentrationsschwäche
  Die mentale Leistungsfähigkeit ist beeinträchtigt.

- Herzstechen und Herzjagen
  Stechende Schmerzen in der Herzgegend verbunden mit dem Gefühl, das Herz rast und stolpert. Die Beschwerden können so stark werden, dass der Notarzt gerufen wird.

- Schwindel
  Bedingt durch die permanente Übererregung des Nervensystems kommt es zu Schwindelanfällen.

Wann eine Extraportion Magnesium gut ist

- bei Leistungssport und schwerer körperlicher Arbeit
- bei erhöhter Belastung und Stress
- bei Neigung zu Migräne
- bei Abmagerungsdiäten oder Untergewicht
- bei Bluthochdruck und Herzkrankheiten
- bei Diabetes mellitus (Zuckerkrankheit)
- bei Neigung zu Muskelkrämpfen
- in den Wachstumsjahren
- während Schwangerschaft und Stillzeit
- bei der Einnahme bestimmter Medikamente, wie der Anti-Baby-Pille, Diuretika (Thiazide, Furosemide), Cortison-Präparaten und Abführmitteln
- bei Magen-Darm-Erkrankungen, die zu einer schlechteren Aufnahme von Magnesium führen wie beispielsweise Morbus Crohn
- bei Durchfall
- bei hohem Alkoholkonsum
- bei erhöhter Kalziumversorgung

Spurensuche im Blut

Einige Seiten zuvor kam sie bereits zur Sprache: Die Fahndung nach Magnesium im Blut. Dazu steht heute eine Methode zur Verfügung, die sehr genaue Indizien über den jeweiligen Status quo des Mineralstoffes liefert. Zunächst aber ein kleiner Ausflug in die Welt der Moleküle und Labore.

Der Zellgehalt zählt

Unser Körper, das wissen Sie, besteht aus zig Milliarden Zellen.
Jede einzelne davon muss mit vielen verschiedenen Stoffen versorgt werden. Auch mit Magnesium, welches das zweithäufigste Molekül in der Zelle ist. Außerhalb der Zellen befindet sich nur ein einziges Prozent des Magnesiums unseres Körpers.

Was also wirklich zählt, ist deshalb der Gehalt an Magnesium in der Zelle und nicht der außerhalb von ihr: Nur die Menge dessen, was im Zellinneren schwimmt, ist aussagekräftig. Dieser intrazelluläre Wert, wie ihn Mediziner nennen, muss also bestimmt werden. Nur so lässt sich klären, ob der Betreffende ausreichend oder zu wenig Magnesium hat.

Nun ist die Messung des Magnesiumgehaltes in der Zelle jedoch leider eine schwierige Angelegenheit. Sie erfolgt im Zuge der so genannten Photometrie, was eine Prozedur von über drei Stunden bedeutet. Das Ganze ist allerdings nicht nur recht langwierig, sondern auch noch sehr teuer. Für die tägliche Praxis ist die Fahndung im Zellinneren mithin nicht besonders geeignet... Angesichts dieser Probleme geriet die Entwicklung von Methoden zur Magnesiumbestimmung immer wieder ins Stocken. Genau genommen gab es keine praxistaugliche und funktionierende Möglichkeit, das Magnesium in der Zelle zu messen.

Das hat sich jedoch nun glücklicherweise geändert: Mit der Flammenphotometrie. So heißt das Verfahren, mit dem die Magnesiumbestimmung eine neue Dimension bekommen hat. Denn diese Methode spart Zeit und Geld. Darüber hinaus können mit ihrer Hilfe viel größere Mengen an Blutproben auf den intrazellulären Magnesiumgehalt untersucht werden – in kurzer Zeit und für nur ein paar Euro.

Das Prinzip dieses Verfahrens ist, kurz auf den Punkt gebracht, dass es mit einem Brei aus allen im Blut enthaltenen Zellen arbeitet. Damit fällt das stundenlange Zentrifugieren des Blutes, das die herkömmliche Photometrie so mühsam und kostspielig macht, weg. Die Wände der Zellen im Blut werden zunächst zerstört und die Zellen auf diese Weise zugänglich gemacht: Es entsteht ein Brei aus Zellteilen, der auf seinen Gehalt auf Magnesium untersucht wird.

Ein enormer Fortschritt

Was in der Theorie so einfach und gut klingt, hat sich in der Praxis bestens bestätigt: Wir haben bei über hundert Personen anhand einer Punkteskala und ihrer Beschwerden die Schwere ihres Mangels an Magnesium bewertet. Dann haben wir die Magnesiumwerte der Untersuchungsteilnehmer mit der neuen Methode bestimmt. Und siehe da, das Ausmaß des Magnesiummangels spiegelte sich in den gemessenen Werten exakt wieder. Soll heißen, bei den Personen, deren Symptome einen ausgeprägten Mangel anzeigten, fand sich auch tatsächlich ein zu niedriger Gehalt an Magnesium in den Zellen.

Wie wir festgestellt haben, liegt die Schwelle zwischen 1,5 und 1,6 Millimol pro Liter. Bei einem Wert unter 1,5 mmol/l ist sicher ein Magnesiummangel vorhanden. Bei einem Wert über 1,6 mmol/l kann ein Mangel sicher ausgeschlossen werden. Die 0,1 mmol/l zwischen den beiden Werten sind als Grauzone zu betrachten. Bei Patienten, die darin liegen, muss man sich auch verstärkt an deren Beschwerden orientieren, um einen Mangel festzustellen oder auszuschließen.

Dieses neue Bestimmungsverfahren bringt einen großen Fortschritt. Denn es macht es endlich möglich, einen Mangel sicher und ohne Aufwand aufzudecken. Zudem lässt sich anhand der gefundenen Werte auch die Behandlung gezielter steuern.

So geht´s

Wie Sie sich mit der neuen Methode auf ihren Magnesiumwert untersuchen lassen können? Sie gehen zum Arzt und lassen sich Blut abnehmen. Diese Blutprobe senden Sie dann an folgende Adresse. Dies ist das derzeit (noch) einzige Labor bundesweit, dass mit dem neuen Verfahren arbeitet.

Laborzentrum Ettlingen
Dr. Singer
Otto Hahn-Straße 18
76275 Ettlingen
Telefon: 07243 516-01
Fax: 07243 516-366

Ja wie, werden Sie sich nun fragen, mein Arzt nimmt mir doch nicht einfach mal so Blut ab. Doch, wenn Sie ihm erzählen, dass Sie sich auf Magnesium untersuchen möchten. Weil Sie annehmen, dass Sie möglicherweise einen Mangel haben oder einfach weil Sie wissen wollen, ob alles in Ordnung ist.

Ihr Arzt kann 2 normale Blutbildröhrchen (EDTA), oder ein wenn vorhanden Lithiumheparin-Röhrchen abnehmen und in des o.g. Karlsruher Labor schicken.

Haben Sie genug Magnesium?

Gibt es bei mir Anzeichen für einen Magnesiummangel? Dieser Fragebogen hilft Ihnen, diese Frage einzuschätzen. Summieren Sie die aufgelisteten Symptome zusammen und checken Sie nach drei Wochen und nach drei Monaten, ob sich Ihr Wohlbefinden beispielsweise durch eine bessere Ernährung verändert hat.

	Punkte	Beginn	3 Woch.	3 Monaten
Muskelkrämpfe Waden usw.	4	X	X	
Benommenheit bis Bewusstlosigkeit	1	X		
Inneres Zittern, Nervosität	3			
Schwindel	2	X		
Kopfschmerzen	1			
Konzentrationsschwäche	1	X		
Ängste ohne Anlaß	1	X		
Innere Leere, Erschöpfung	1	X	X	
Gefühl der Luftnot in Ruhe	3			
Kribbeln an Händen, Füßen, oder Lippen	4	X	X	

Datum: ______________________

Nachname: ______________________

Geburtsdatum: ______________________

Verspannungen an der Wirbelsäule	3	X		
Bauchkrämpfe	1	X		
Übelkeit	1			
Periodenkrämpfe				
Herzstolpern	3			
Druck auf dem Herzen	3			
Herzstechen	3			
Schneller Herzschlag	2			
Summe:		18	9	

Gesundheit geht durch den Magen...

...Magnesium auch, zunächst zumindest. Doch mit unserem »täglichen Brot« ist es nicht so einfach, ausreichend Magnesium aufzunehmen. Wie eingangs in diesem Kapitel erwähnt, ist die Zufuhr des Mineralstoffes mit der täglichen Nahrung nicht eben optimal. Durchschnittlich 170 Milligramm, das haben Wissenschaftler ausgerechnet, beträgt das tägliche Defizit. Das addiert sich... Das ist die schlechte Nachricht und die hat viele Gründe. So steckt in unserem Obst und Gemüse keineswegs mehr so viel Magnesium wie früher, vor allem, weil die Böden ausgelaugt sind. Das trifft nicht nur Magnesium, sondern auch andere Mineralstoffe, Vitamine und Spurenelemente. Doch mit einer bewussten Zusammenstellung des Speisezettels lässt sich einiges im Magnesiumsoll aufstocken.

Von großer Bedeutung ist das Trinkwasser. In den meisten Gegenden Mitteleuropas ist der Magnesiumgehalt sehr gering und, was erschwerend hinzukommt, der Kalziumanteil hoch. Nicht selten ist das Magnesium-Kalzium-Verhältnis 1 zu 9. Wünschenswert wäre 1 zu 1, aber mindestens 1 zu 3.

Naschen erlaubt...

Gute Nachrichten für Schokoholics: In ihrem Luststoff steckt viel Magnesium. Kakaopulver und damit eben auch Schokolade ist ein guter Lieferant für das wertvolle Mineral. Je dunkler die Schokolade, desto besser. Denn dann ist der Kakaogehalt bekanntlich höher als in Vollmilchschokolade. Wenn naschen, dann also mindestens Zartbitter...
Übrigens ist der Schokogenuss nicht nur wegen des hohen Magnesiumgehaltes gesundheitlich erlaubt. In Kakao sind noch eine ganze Reihe weiterer tapferer Mitstreiter für die Gesundheit enthalten. Allen voran Polyphenole und Flavonoide, beides Vertreter der so genannten sekundären Pflanzenstoffe. Diese sind für unseren Organismus keineswegs »sekundär«, sondern sehr wichtig. So spielen sie als wirksame Antioxidantien eine bedeutende Rolle als Widersacher der freien Radikale, die der Gesundheit einigen Schaden zufügen. Ebenso schützen Flavonoide & Co. vor einer ganzen Reihe von Krankheiten – sie beeinflussen viele körperliche Reaktionen positiv und wirken damit vorbeugend.

Im Anschluss lesen Sie, mit welchen Nahrungsmitteln Sie sich viel Magnesium servieren können und welche dagegen eher weniger davon zu bieten haben. Eines gleich vorab: Sehr gute Lieferanten sind Mineralwässer. Wie ihr Name ja schon sagt, bringen sie Schluck für Schluck Mineralstoffe in unseren Körper, auch Magnesium. Ausreichend zu trinken ist deshalb auch im Hinblick auf die Magnesiumversorgung äußerst wichtig. Achten Sie deshalb darauf, dass das Wasser »Ihres Vertrauens« gut mit Magnesium bestückt ist. Ob und wie sehr, steht auf dem Flaschenetikett.

Spitzenreiter

• Algen (getrocknet):	420
• Kakaopulver:	415
• Weizenkeime:	336
• Zartbitterschokolade:	292
• Cashewnüsse:	267
• Sojabohnen/Sojaprodukte:	260
• Mandeln:	252
• Erdnüsse:	167
• Haselnüsse:	156
• Vollkornbrot:	150
• Gelbe Erbsen:	140
• Haferflocken:	139
• Bohnen:	132
• Weiße Bohnen:	132
• Vollkornmehl:	130
• Pecannüsse:	129
• Walnüsse:	129
• Mais:	120
• Bier:	113
• Rüben:	113
• Seemuscheln:	90
• Linsen:	86
• Krabben:	74
• Feigen (getrocknet):	70
• Hering:	61
• Graupen:	60
• Spinat:	58

(In mg/100g)

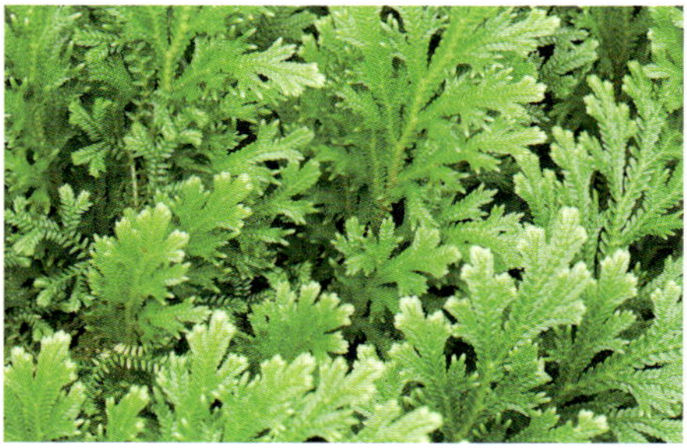

Algen (getrocknet): 420 mg/100 g

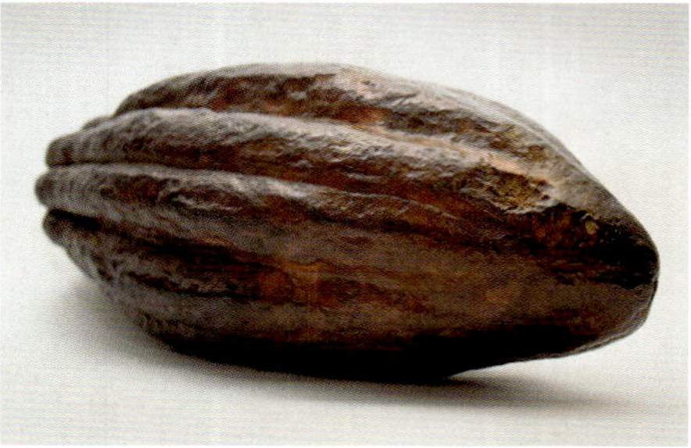

Kakao: 415 mg/100 g

Mittelfeld

- Okra-Schoten: 57
- Sardinen: 52
- Datteln: 50
- Aprikosen (getrocknet): 50
- Austern: 45
- Maronen: 45
- Kohlrabi: 43
- Parmesan/Andere Hartkäse: 42
- Backpflaumen: 40
- Kokosnuss: 39
- Shrimps: 37
- Huhn: 37
- Bananen: 36
- Rosinen: 35
- Nudeln: 35
- Lachs: 30
- Avocados: 30
- Weißbrot: 30
- Reis: 30
- Kresse: 28
- Weizenmehl: 28
- Grüne Erbsen: 27
- Grüne Bohnen: 26
- Sellerie: 26
- Flunder: 26
- Roastbeef: 26
- Artischocken: 26
- Schwein/Lamm: 25
- Kartoffeln: 25

(In mg/100g)

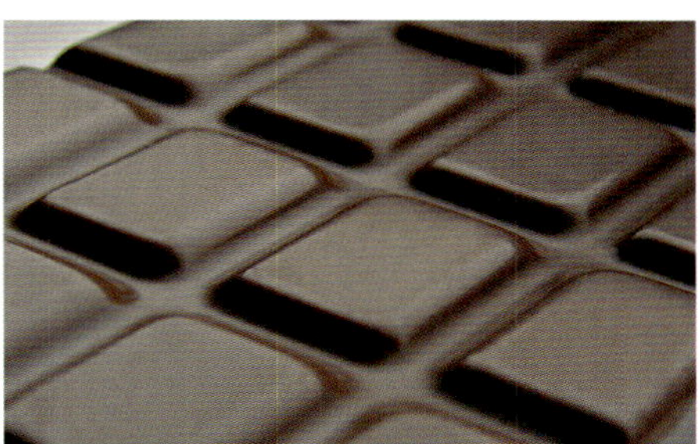

Schokolade: 292 mg/100 g

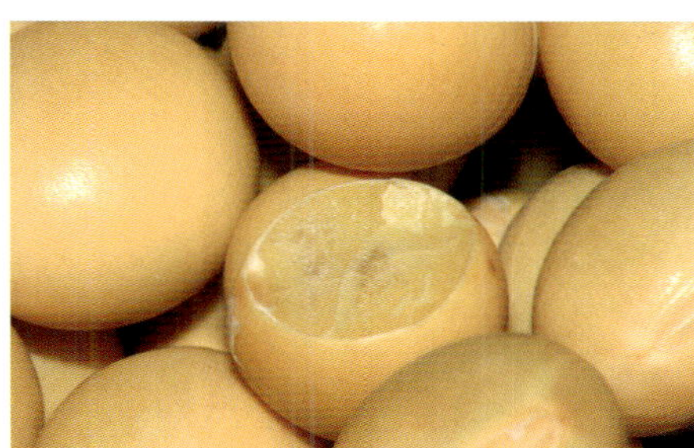

Sojabohnen: 260 mg/100 g

Schlusslichter

Schinken:	23
Hummer:	22
Cornedbeef:	22
Weißer Reis (gekocht):	21
Leber (Schwein):	21
Spargel:	20
Pute:	20
Ananas:	17
Steak:	17
Erdbeeren:	16
Tomaten:	15
Pilze:	14
Orangen:	14
Eier:	14
Dickmilch:	12
Sahne:	12
Zwiebeln:	11
Auberginen:	11
Kirschen:	11
Aprikosen (frisch):	10
Pflaumen:	10
Grapefruit:	10
Weintrauben:	9
Gurken:	8
Birnen:	7
Äpfel:	6
Butter:	3

(In mg/100g)

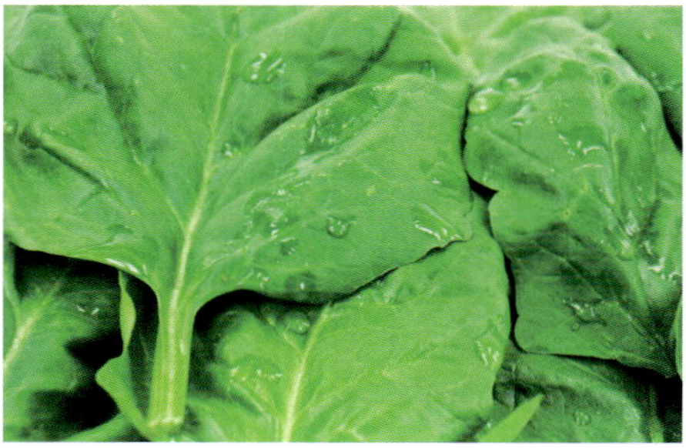

Spinat: 58 mg/100 g

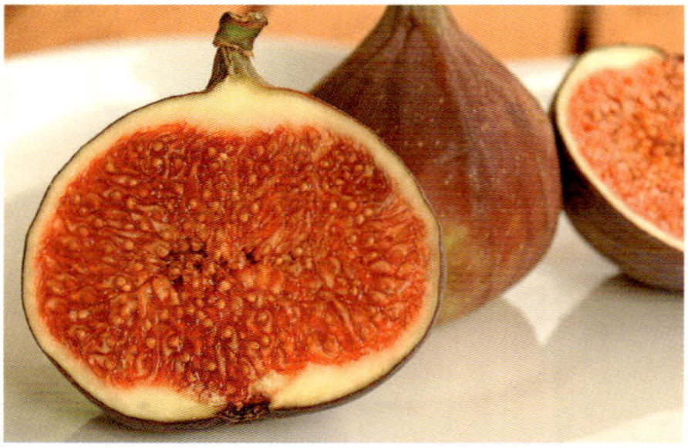

Feigen: 70 mg/100 g

Grünes oder rotes Licht

Eine ganze Reihe von Stoffen hat einen Einfluss auf die Aufnahme von Magnesium in den Organismus. Zunächst eine Liste jener Substanzen, welche die Aufnahme fördern. Danach kommt ein Überblick über die Stoffe, welche die Aufnahme hemmen.

Freie Fahrt für Magnesium:

- Vitamin D
- Vitamine der B-Gruppe, vor allem Vitamin B6

Stopp für Magnesium:

- Kalzium
- Alkohol
- Oxalsäure (Lebensmittelzusatzstoff)
- Benzoesäure (Lebensmittelzusatzstoff)
- Phytinsäure (in Getreide)

Magnesiumbedarf nach Alter

Altersgruppe	m	w
Säuglinge		
0 – 2 Monate	50	50
3 – 5 Monate	70	70
6 – 11 Monate	120	120
Kinder		
1 – 3 Jahre	140	140
4 – 6 Jahre	200	200
7 – 9 Jahre	220	220
10 – 12 Jahre	280	250
13 – 14 Jahre	330	300
Jugendliche und Erwachsene		
15 – 18 Jahre	400	350
19 – 35 Jahre	350	300
36 – 50 Jahre	350	300
51 – 65 Jahre	350	300
Über 65 Jahre	350	300
Schwangere		
ab dem 4. Monat		+100
Stillende		+150

Elixier im Einsatz

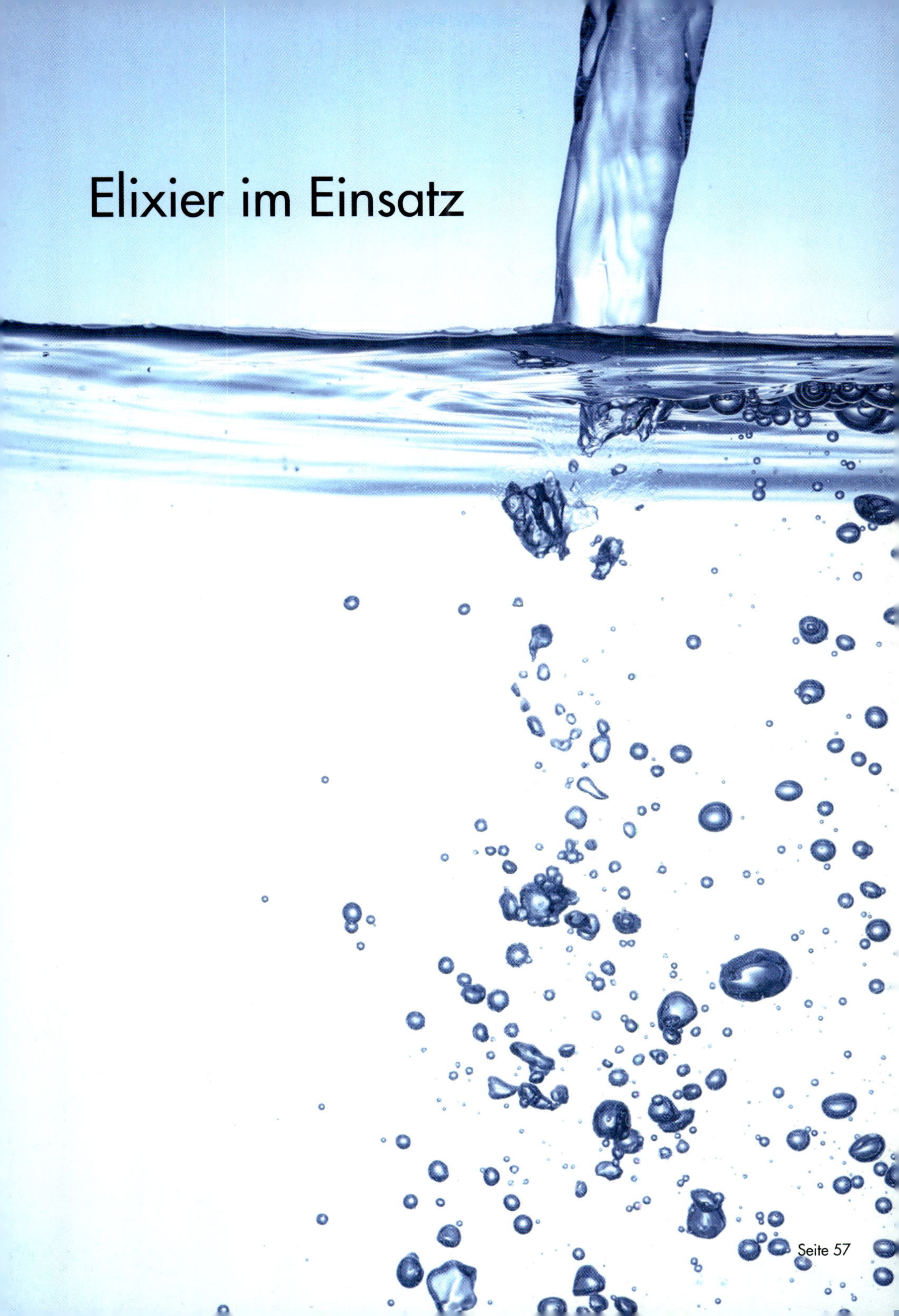

Elixier im Einsatz

Nachdem Sie auf den vorangegangenen Seiten alles über die umfassenden Wirkungen von Magnesium, zu den Mangelerscheinungen und viele interessante Hintergründe dazu lesen konnten, wird es nun praktisch: Nachfolgend geht es um den Einsatz des mineralischen Elixiers.

Geduld gefragt

Fürwahr schwierig, zweifelsohne. Gerade in unserer schnellebigen Zeit: ein Mausklick und schon geht es los... Mit Magnesium ist das nicht zu machen. Mit der flotten Ansage »zeitnah« kommt man hier nicht weiter. Denn das Mineral wirkt nicht von heute auf morgen. Bis wieder ein ausreichender Pegel in den Zellen erreicht ist, dauert es. Entsprechend auch, bis die Wirkungen spürbar werden. Deshalb ist eben Geduld gefragt.

Die Sache mit dem Transport...

...und den Zellwänden. Warum sich die Effekte von Magnesium mit einiger Verzögerung einstellen, lässt sich vereinfacht gesagt auf ein Problem mit dem Transport zurückführen – nämlich mit dem von Magnesium durch die Zellwände. Denn es ist leider so, dass es sich bei diesem so wichtigen Mineralstoff, um einen recht dicken Brummer (Verzeihung...), ein sehr großes Molekül handelt. Zumal dann, wenn es in Wasser gelöst ist. Und das ist Magnesium, wenn es in unseren Körper kommt. Nicht zuletzt, da wir bekanntlich zu über siebzig Prozent aus Wasser bestehen.

Zurück zum Knackpunkt. Der sitzt genau auf den Wänden unserer Zellen, den so genannten Membranen. Diese sind aus einem ganz besonderen Stoff gewebt: Unter anderem aus vielen kleineren und größeren Fett- und Eiweißteilchen. Warum das so ist, hat zahlreiche Gründe, die uns jetzt aber nicht alle interessieren sollen. Für uns wichtig ist, dass die Membranen der Zellen nicht einfach alles in die Zellen hinein lassen. Da könnte ja jeder kommen...
Eben nicht, und das ist auch sehr gut so. Wenn es uns auch im Hinblick auf Magnesium Probleme bereitet. Wir müssen warten. Solange, bis es nach und nach durch die Zellwände hindurch gelangt. Zu jenen Orten, an denen es dann endlich seine umfassenden Wirkungen entfalten kann.

Bis es soweit ist, können drei Wochen vergehen, oftmals aber auch sechs Wochen. Das ist von Mensch zu Mensch sehr verschieden. Wir erinnern uns an den genetisch bedingt unterschiedlichen Magnesiumbedarf... Die Wartezeit hängt darüber hinaus auch davon ab, wie groß das Defizit in den Magnesiumspeichern war.

Jetzt wissen Sie, weshalb Magnesium eine längere »Anlaufphase« benötigt, bis es voll zur Wirkung kommt. Das ist nicht so angenehm, keine Frage. Doch die Geduld wird vollauf belohnt. Dies können zahlreiche Menschen bestätigen, die bereits erleben durften, was Magnesium mit ihnen macht. Genauer gesagt ihnen gibt – vielfach nicht mehr und nicht weniger als ein anderes, vitaleres Leben.

Nicht nur auf die Dosis kommt es an

Zur Dosierung von Magnesium gab es schon einiges zu lesen und wird es auch im weiteren Verlauf noch. Zunächst aber dazu, wie das Mineral am besten eingenommen wird.

Dazu lautet die klare Empfehlung »nach den Mahlzeiten«. Die Mahlzeiten davor stören die Aufnahme von Magnesium keineswegs. Am besten nehmen Sie Präparate mit Magnesium in Granulatform, das in Tabletten deutlich weniger enthalten ist.

Nur bei Magnesiumoxid passt der Tagesbedarf in eine Tablette, oder Kapsel. Es ist in der Regel das Preisgünstigste und man kann mit einem Trick, die Aufnahme in den Körper verbessern. Kommt nämlich Oxid in den sauren Magen kann es vom Körper besser aufgenommen werden. Wer also Magnesiumoxid eine halbe Stunde vor dem Frühstück einnimmt, kann kostengünstig seinen Magnesiumbedarf decken.

Wird Magnesium als Injektion verabreicht, darf dies nicht in die Vene erfolgen. Statt intravenös muss das Magnesium in die Muskeln gespritzt werden, also intramuskulär. Vorsicht bei intravenöser Anwendung kann es zu einem Herzstillstand kommen.

Magnesium ist nicht gleich Magnesium

Oder etwa doch? Denn im Grunde ist jede Form von Magnesium gut für unseren Körper. Das, was natürlich in unserer Umwelt vorkommt, heißt Magnesiumcarbonat – der Stoff, aus dem unter anderem die Dolomiten sind. Muss man sich mal vorstellen. Tausende Höhenmeter Magnesium... Auch in guten Mineralwässern ist Magnesiumcarbonat enthalten. Der Nachteil dieses natürlich vorkommenden Magnesiums ist allerdings, dass es vom

Körper nicht so gut aufgenommen – resorbiert – wird. Besser sind deshalb Magnesiumverbindungen, die leichter aufgenommen werden können.
Dazu gehören die so genannten organischen Magnesiumsalze: Magnesiumcitrat, Magnesiumorotrat oder Magnesiumaspartat. Diese Verbindungen nehmen wir drei- bis viermal so gut auf wie Magnesiumcarbonat oder Magnesiumoxyd. Achten Sie deshalb bei der Auswahl eines Magnesiumpräparates darauf, dass es Ihnen eines der genannten Magnesiumsalze liefert.

Individuell anpassen

Zu wie viel Magnesium täglich die Deutsche Gesellschaft für Ernährung (DGE) rät, wurde bereits dargelegt: Zwischen dreihundert und vierhundert Milligramm sollten Jugendliche ab 16 Jahren und Erwachsene pro Tag zu sich nehmen.
Die Realität ist jedoch leider um einiges komplexer. Wie ebenfalls schon erwähnt, benötigt jeder Mensch unterschiedlich viel Magnesium. Das ist mit großer Wahrscheinlichkeit genetisch bedingt und entsprechend auch nicht zu ändern. Deshalb lassen sich auch keine allgemein gültigen Angaben zur richtigen Dosis machen. Abgesehen davon, dass jeder unterschiedlich viel Magnesium benötigt, nimmt es auch jeder anders auf: der eine besser, der andere schlechter. Wer zu jenen gehört, die Magnesium nicht so gut resorbieren können, muss natürlich mehr zu sich nehmen als andere Menschen.

Dass bedeutet, dass die Dosis individuell angepasst werden muss. Genügt dem einen ein halber Teelöffel Magnesiumsalz am Tag, kommt ein anderer damit nicht aus seinem Mangelzustand heraus. Wie viel Milligramm täglich Sie benötigen, werden Sie nach einigen Wochen bemerken. Dann stellt sich heraus, ob sich die mit dem Magnesiummangel einhergehenden Beschwerden bessern oder eben nicht.

Es gibt natürlich auch eine ganze Menge Menschen, die mit dem Magnesium, das sie über die Nahrung aufnehmen, gut auskommen. Ich schätze, dass ein Drittel meiner Patienten keinerlei Mangel haben. Etwa ein Drittel ist ausreichend versorgt, könnte aber mit einer Nahrungsergänzung eventuell profitieren und das letzte Drittel hat mehr oder weniger starke Mangelerscheinungen. Das sind aber Patientenzahlen und nicht repräsentativ für die Gesamtbevölkerung.

Um diese Phase des Abwartens und Austestens kommt man wie eingangs geschildert leider nicht herum. Dafür kann man dann aber auch sicher gehen, dass man seinen Magnesiummangel nachhaltig ausgleicht. Der Erfolg lässt nicht lange auf sich warten. Das werden Sie selbst an sich erleben...

Zu Risiken und Nebenwirkungen lesen Sie...

...wenig. Klar, was wirkt, hat auch Nebenwirkungen. Ein bekannter Leitspruch in der Medizin. Doch obwohl Magnesium enorme Wirkungen hat, besitzt es kaum Nebenwirkungen. Bekannte Folgen sind Magen-Darm-Beschwerden wie Durchfall. Dieser verschwindet allerdings nach ein bis maximal zwei Tagen von alleine wieder. Eine vorübergehende Reduzierung der Dosis tut ihr Übriges dazu. Eine weitere gute Maßnahme, um das mit dem Durchfall in den Griff zu bekommen, ist die abendliche Einnahme. Wird das Magnesium vor dem Schlafengehen eingenommen, sinkt das Risiko für Durchfall. Denn im Schlaf und im Liegen ist die Darmtätigkeit weitaus weniger angeregt, als im wachen Zustand tagsüber. Diese geringere Aktivität macht sich dann beim Stuhlgang positiv bemerkbar...

Eine weitere Möglichkeit ist, die Magnesiumeinnahme über den Tag zu verteilen, indem man das Granulat in einem Liter Fruchtschorle, Tee, oder ähnliches auflöst und das Getränk über den Tag hinweg trinkt.

Soweit zum Durchfall. Wichtig zu wissen ist ferner, dass Menschen mit chronischen Nierenleiden mit der Dosierung zurückhaltend sein müssen. Sie dürfen nicht so viel Magnesium nehmen, da bei ihnen die Ausscheidung des Mineralstoffes über den Urin gestört ist. Deshalb kann es bei diesen Patienten schon auch einmal zu Überdosierungen kommen. Bei einem Gesunden steht eine Überdosierung mit Magnesium jedoch nicht zu befürchten.

Bei ganz gravierender Überdosierung kann es zu einer schlaffen Muskellähmung kommen. Aber auch Kochsalz z. B. kann, wenn man zu viel davon nimmt sogar tödlich sein.

So kann´s gehen

Wie es Menschen geht, die durch Magnesium wieder zu einem gesunden Leben gefunden haben, lesen Sie nun. Berichte von Patienten aus meiner Praxis, die sich freuen, ein gutes Beispiel für die Leser dieses Buches zu sein.

Der Radler

Heute ist er 44 Jahre alt. Mit 24 Jahren hat er seine Leidenschaft für das Radeln entdeckt: Stefan F. ist seit vielen Jahren aktiv im Radsport unterwegs. Auf zahllosen Landstraßen, Bergpässen und Haarnadelkurven... Seit rund zehn Jahren arbeitet Stefan intensiv daran, seine Leistungen zu verbessern. Dazu hat er sich einen straffen Trainingsplan zurecht gelegt. 15.000 Kilometer jährlich sind zu strampeln, sowohl Berg rauf und Berg runter wie auch auf dem platten Land. Das hat er konstant über die letzten drei Jahre so absolviert.

Auch seiner Trainingsmethode ist er dabei stets treu geblieben. Stefan ist nicht nur seit vielen Jahren begeisterter Radsportler, sondern hat schon lange einen Mangel an Magnesium. Dieser wurde auch bereits im Vollbluttest dokumentiert. Doch obwohl er neunhundert Milligramm Magnesiumcitrat am Tag nimmt, bessern sich seine Mangelerscheinungen nicht. Besonders zu schaffen machen ihm dabei die Muskelkrämpfe, zumal als Hochleistungssportler. Apropos Sportler: Seine Leistung konnte Stefan trotz seiner Bemühungen nicht steigern. Da halfen weder die strammen Trainingseinheiten, noch die neunhundert Milligramm Magnesium täglich.

Das frustriert, nur zu verständlich. So entschlossen wir uns im Frühjahr 2009 mit intramuskulären Injektionen zu beginnen. Also Magnesium per Spritze direkt in den Muskel. Dann ging es los, und wie: Stefans Leistung steigerte sich um dreißig Prozent. Sehen Sie sich dazu die Grafik rechts an. Da haben wir seine Leistungssteigerungen dargestellt.

Jeder der sportlich aktiv ist, weiß, was dreißig Prozent bedeuten: eine ganz enorme Steigerung. Das haben andere nicht mit EPO und anderen Dopingmethoden erreicht – das soll und darf einfach einmal an dieser Stelle gesagt sein.

Obwohl wir den Magnesiummangel gar nicht ganz beheben konnten, sondern nur deutlich verbessern, ist die Leistung derart verbessert. Konkret sieht das so aus: Beim einwöchigen Marathon Jeantex Transalp 2007 landete Stefan auf Platz 53. Jetzt 2009, zwei Jahre später, sicherte er sich den neunten Platz.

Übrigens, die Muskelkrämpfe haben sich aus Stefans Leben verabschiedet. Psychisch ist er auch ausgeglichener. Kurzum, um ihn zu zitieren: Er ist einfach »sehr glücklich«. Mit natürlichem Doping durch Magnesium.

Grafik Leistungssteigerung

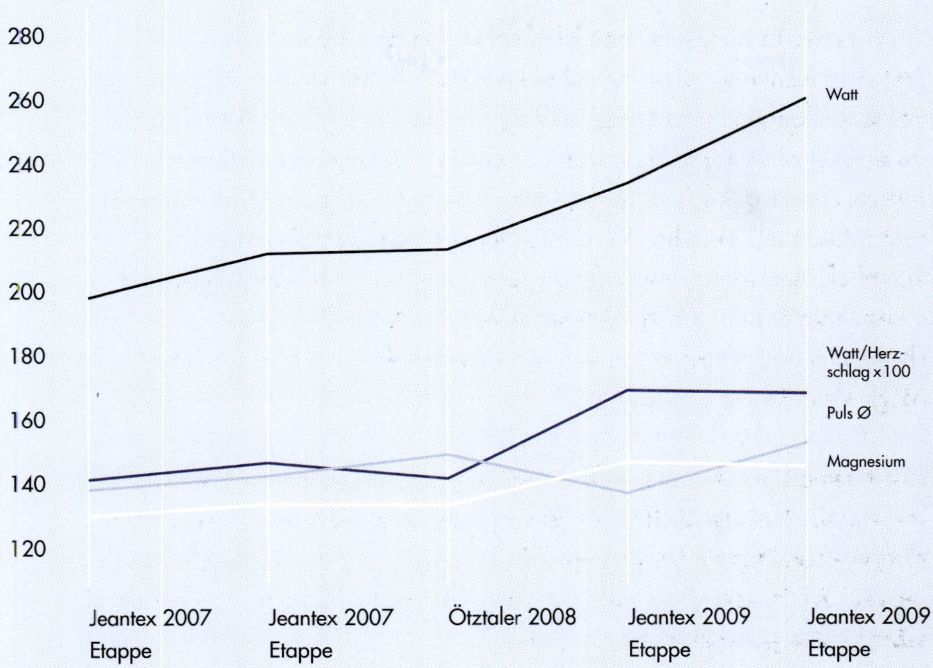

Leistungssteigerung

Wert/ Wettkampf	Jeantex 07 Etappe	Jeantex 07 Etappe	Ötztaler 08	Jeantex 09 Etappe	Jeantex 09 Etappe
Puls Ø	140	144	150	138	154
Leistung (Watt)	199	213	214	234	261
Magnesium mmol/100l	132	136	135	149	149
Leistung/Herzfrequ. x 100	142	148	143	170	169
Leistungssteigerung in %	0	4,06	-4	19	22

Die Diabetikerin

Karin S. hat Typ-2-Diabetes, wie so viele andere in unserem Land. Worunter sie ebenso leidet, ist ausgeprägter Magnesiummangel. Auch das eint sie mit vielen anderen Menschen... Die 44-jährige bekommt die Auswirkungen der leeren Magnesiumspeicher schon lange zu spüren. Vor zwei Jahren, Anfang 2007, wurde es dann immer unerträglicher: Sie hatte extreme Schlafstörungen, Krämpfe und Zuckungen an den Muskeln am ganzen Körper. Ihre massiven Beschwerden brachten sie wiederholt ins Krankenhaus. Doch selbst die wochenlangen Aufenthalte dort lieferten keine konkreten Ergebnisse darüber, was Karin eigentlich fehlte.

Das schlägt auf das Gemüt, kein Wunder. Karin bekam Depressionen und ihre körperliche wie seelische Belastbarkeit ging gegen Null. Zu allem Überfluss stellten sich dazu noch Haarausfall und ausgeprägte Gelenkschmerzen ein. Darüber hinaus hatte sie eine erhöhte Temperatur – wie im Dauerfieber.

Karin bekam nun Magnesium in hohen Dosierungen. Doch es tat sich nichts: es besserten sich weder die Beschwerden noch der Magnesiumspiegel in den Zellen. Ein niederschmetternder Befund, der dazu führte, dass sie zusätzlich zur oralen Einnahme Magnesiuminjektionen in den Muskel bekam. Diese Behandlung lief seit Anfang 2009 und zeigte endlich die gewünschten Ergebnisse. Über sechs Monate hinweg ging es Karin nach und nach besser. Im Zuge ihrer allmählichen Genesung sind die Beschwerden nunmehr völlig verschwunden. Sie hat wieder einen gesunden und erholsamen Schlaf, und ist psychisch und körperlich voll belastbar.

Allerdings darf Karin ihre Behandlung nicht aussetzen. Sobald sie wegen beruflicher Termine die wöchentlichen Magnesiuminjektionen nicht bekommen kann, setzen ihre alten Beschwerden wieder ein. Was zeigt, dass ihr Magnesiummangel sehr extrem war und es noch etwas dauern wird, bis das Defizit wieder vollständig ausgeglichen ist. Für Karin kein Problem, schließlich geht es ihr schon heute wieder sehr gut. Und wenn dann die Magnesiumspeicher erst wieder voll sind...unglaublich.

Die Leidgeprüfte, von Kindesbeinen an...

Bereits in der Grundschule ereilten Sybille immer wieder Schwindelattacken. Sie kann sich noch gut daran erinnern – das Ganze war meist verbunden mit starkem Flimmern vor den Augen. Die wiederholten Anfälle versetzten sie zusehends in Unruhe. Nicht verwunderlich... Doch die verschiedenen Ärzte, die Sybille wegen ihrer Schwindelattacken konsultierte, schickten sie mit der Antwort heim, dass dies wohl eine Erscheinung im Zusammenhang mit ihrer Pubertät sein müsse. Das sollte sie beruhigen, was es keineswegs tat. Zumal sich die Anfälle weiter fortsetzten. In der Realschulzeit waren diese so ausgeprägt, dass Sybille einige Male das Gleichgewicht verlor. Sie fiel einfach der Länge nach um. Die Notärzte, die dann gerufen wurden, schoben diese Erscheinungen auf ihr vegetatives Nervensystem. Als »probates Mittel« dagegen bekam Sybille Beruhigungsspritzen. Eine Zeit lang wurde es dadurch auch wirklich besser. Die Schwindelanfälle wiederholten sich nur noch zwei- bis dreimal jährlich. Die bis zu drei Liter Apfelsaft, die sich Sybille täglich einverleibte, mögen ihr Übriges dazu getan haben – meinte sie damals jedenfalls. Doch während ihrer Ausbildungszeit an der Fachoberschule kehrten die Schwindelattacken zurück. Massiver als vorher und jetzt noch begleitet von heftigem Herzrasen.

Die daraufhin beginnenden erneuten ärztlichen Untersuchungen wurden nach und nach zum Martyrium für Sybille: Jedem Arzt fiel etwas anderes ein – geholfen hat ihr jedoch niemand. Ein Internist vermutete gar einen bösartigen Tumor an der Bauchspeicheldrüse. Oftmals wurden ihre Anfälle auch von heftigem Zittern begleitet. Die Einnahme unzähliger Medikamente erwies sich als ebenso vergeblich wie die Arztbesuche. Sybille schleppte sich weiter, ins Studium. Nun setzen auch noch innere Unruhe, Kopfschmerzen und Migräneanfälle bis hin zu Sehstörungen ein. Ein Arzt verschrieb ihr wegen der Migräneanfälle schließlich Aspirin und Tavor sowie Vomex-Zäpfchen.

Die Anfälle reduzierten sich daraufhin auch – für die Leid gewohnte junge Frau auf akzeptable zwei- bis dreimal im Jahr. Als sie dann als Dentalhygienikerin zu arbeiten begann, wurden die Zustände schließlich wieder schlimmer. Sybille erlitt wiederholte Zusammenbrüche mit den stets gleichen Symptomen: Schwindel, Migräne, Zittern und Sehstörungen. Die eingehende Untersuchung in einer Münchener Klinik ergab keinen Befund – außer dem altbekannten Dilemma mit dem vegetativen Nervensystem. Während ihres weiteren Studiums der Psychologie traten die Zustände noch häufiger auf. Die Ärzte führten dies auf den zunehmenden Stress zurück. Mal etwas Neues... Neu waren auch die Kraftlosigkeit, das Herz- und Ohrensausen sowie der Durchfall, die sich bei Sybille einstellten. Schließlich addierten sich auch noch Angstzustände dazu. Dies alles hielt über Jahre an und schränkte Sybilles Lebensqualität enorm ein. Immer wieder fragte sie sich, ob sie sich ihrem Schicksal einfach ergeben und ihre Beschwerden einfach aussitzen sollte. Allmählich verließ sie ihr Mut. Die vielen endlosen Untersuchungen – aus keiner ergaben sich Hinweise darauf, was ihr wirklich fehlte.

Als dann Sybilles Wechseljahre einsetzten, führte sie ihren Zustand darauf zurück. Das wäre dann wenigstens eine plausible Lösung... Doch die Hormonbehandlung, der sie sich unterzog, verschlechterte ihr Befinden nur weiter. Beim Einkaufen konnte sie oft aufgrund ihrer Kraftlosigkeit kaum mehr aus ihrem Wagen aussteigen. Manches Mal, sagt Sybille heute, »hatte ich das Gefühl, ich müsste sterben«. Dann, nach so vielen Jahren des Leidens, erhielt sie durch eine Bekannte die Telefonnummer von meiner Praxis. Die von mir umgehend verschriebene Magnesium-Kur brachte Sybille bereits nach drei Monaten eine allmähliche Besserung ihrer Beschwerden. Nach etwa einem Jahr kam schließlich die Erlösung: Seit diesem Zeitpunkt geht es ihr deutlich besser. Ab und an hat sie noch Kopfschmerzen. Doch Schwindel, Angstzustände, Zittern sowie Ohrensausen oder Kraftlosigkeit sind hingegen vollständig verschwunden. Über einen Zeitraum von eineinhalb Jahren nahm Sybille täglich drei Teelöffel Magnesium, mittlerweile hat sie die Dosis wieder auf zwei Teelöffel reduziert. Die braucht sie aber auch tagtäglich, so sagt sie, »um nicht wieder in diese gewisse Unruhe zu verfallen...«

Zum Nachschlagen

Register

Impressum

Text: Paul Weckerle
Birgit Frohn
Grafik: Stephan Weckerle

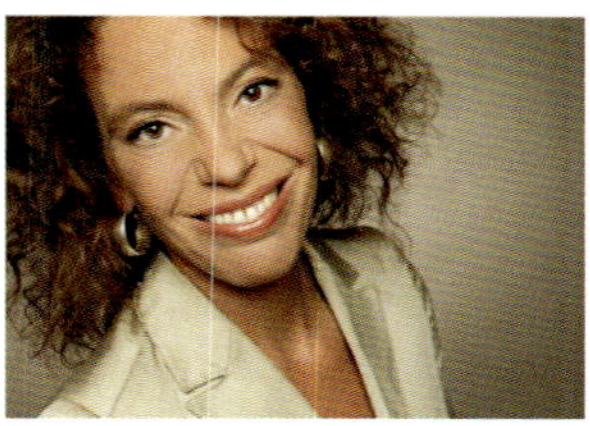

Birgit Frohn ist Diplom-Biologin, Wissenschaftsjournalistin und Autorin. Sie veröffentlichte zahlreiche Bücher sowie Artikel in der Fach- und Publikumspresse zu Themen aus Medizin, Pharmazie, Ernährung und Psychologie. Sie lebt und arbeitet in Hamburg.

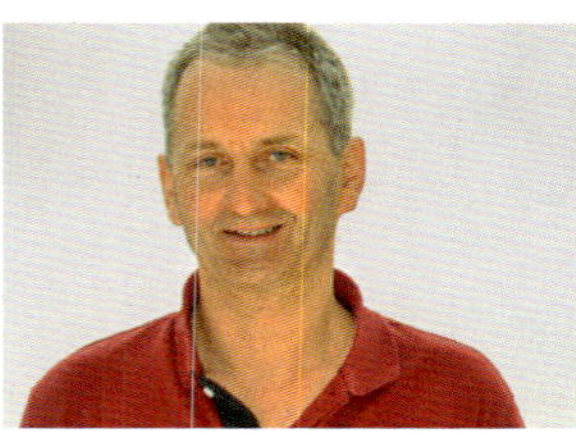

Paulus Weckerle ist praktizierender Arzt.
Schwerpunkte in seiner Praxis sind neben der Allgemeinmedizin, Ernährung und Sport.
Er beschäftigt sich seit vielen Jahrzehnten mit dem Thema Magnesiummangel.

Gesund und Fit Verlag
Zugspitzstr. 7
82396 Pähl
Tel.: +49 (0)8808 / 921584
Fax: +49 (0)8808 / 366